Friedemann Garvelmann

Pflanzenheilkunde
in der
Humoralpathologie

Friedemann Garvelmann, geboren 1956, absolvierte nach Abitur und Zivildienst in einem Krankenhaus, von 1981 bis 84 die Vollzeit-Ausbildung an der Josef-Angerer-Schule, München. Seine Kenntnisse in der Humoralpathologie vertiefte er über viele Jahre durch regelmäßige Teilnahme an den »Studientagen für traditionelle Naturheilkunde« in St. Gilgen bei Joachim Broy und Werner Hemm. Seine sechsmonatige Assistenzzeit absolvierte er bei HP Rainer Michel in Wolfratshausen.
Seit 1985 führt er eine eigene Naturheilpraxis in Küssaberg-Kadelburg mit den Arbeitsschwerpunkten: Augendiagnose, Humoralpathologie, Pflanzenheilkunde, funktionelle Homöopathie, TCM sowie Aus- und Ableitungsverfahren.
Seit 1988 ist er als Referent und Kursleiter in der Aus- und Weiterbildung bei verschiedenen Fachverbänden sowie Institutionen in Deutschland, der Schweiz und Österreich tätig.
Außerdem ist er Mitinitiator und Referent der RHIZOMA-Seminare für naturheilkundliche Fortbildung.
Adresse: Friedemann Garvelmann, Hauptstr. 8, 79790 Küssaberg-Kadelburg.
(Internet-Homepage: http://home.t-online.de/home/rhizoma).

Friedemann Garvelmann

Pflanzenheilkunde in der Humoralpathologie

Ein tabellarisches Handbuch der phytotherapeutischen Konstitutionsmittel

PFLAUM

Die Deutsche Bibliothek – CIP-Einheitsaufnahme
Ein Titeldatensatz für diese Publikation ist bei der Deutschen Bibliothek erhältlich.

Was die Dosierung und Applikation angeht, haben Autor und Verlag größte Sorgfalt darauf verwandt, dass alle Angaben dem Stand des Wissens bei Fertigstellung des Werkes entsprechen. Für solche Angaben kann jedoch vom Verlag keine Gewähr übernommen werden. Autor und Verlag bitten die Leser, sie über eventuelle Unstimmigkeiten zu informieren.

ISBN 3-7905-0835-7

Copyright 2000 by Richard Pflaum Verlag GmbH & Co. KG München • Bad Kissingen • Berlin • Düsseldorf • Heidelberg.

Alle Rechte, insbesondere die der Übersetzung, des Nachdrucks, der Entnahme von Abbildungen, der Funksendung, der Wiedergabe auf fotomechanischem oder ähnlichem Wege und der Speicherung in Datenverarbeitungsanlagen, bleiben, auch bei nur auszugsweiser Verwertung, vorbehalten.
Die Wiedergabe von Gebrauchsnamen, Handelsnamen, Warenbezeichnungen usw. in diesem Werk berechtigt auch ohne besondere Kennzeichnung nicht zu der Annahme, dass solche Namen im Sinne der Warenzeichen- und Markenschutzgesetzgebung als frei zu betrachten wären und daher von jedermann benutzt werden dürften. Wir übernehmen auch keine Gewähr, dass die in diesem Buch enthaltenen Angaben frei von Patentrechten sind; durch diese Veröffentlichung wird weder stillschweigend noch sonstwie eine Lizenz auf etwa bestehende Patente gewährt.
Satz: Adolf Schmid, Freising, Druck: GRAFO, S.A., Bilbao

Informationen über unser aktuelles Buchprogramm finden Sie im Internet unter:
http: //www. pflaum.de

Inhalt

Geleitwort · 7

Einleitung · 9

TEIL 1:
Einführung in die Humoralpathologie

Historische Hintergründe · 12
Die Humoralpathologie – ein biokybernetisches Arbeitsmodell · · · · · 13
Die humoralpathologischen Kardinalsäfte und ihre Entstehung · · · · 19
Das informatorische Prinzip in der Pflanzenheilkunde · · · · · · · · · · · 24
Pflanzenheilkunde und Homöopathie · 25
Die Kombination mit anderen Therapieverfahren · · · · · · · · · · · · · · · 27
Allgemeine Anwendungskriterien · 27

TEIL 2:
Heilpflanzen nach humoral-
pathologischen Aspekten

Erläuterungen zu dem folgenden Heilpflanzen-Teil · · · · · · · · · · · · · 32

TEIL 3:
Die humorale Qualität der Nahrungsmittel

Grundsätzliche Wirkungsweisen der Nahrungsmittel · · · · · · · · · · · 228
Wirkungen der Geschmacksqualitäten · 228
Modifikation der Qualität der Speisen durch Zubereitungsform · · · · 229
Humorale Qualitäten der wichtigsten Nahrungsmittel · · · · · · · · · · 229

TEIL 4: Anhang

Zuordnung der Heilpflanzen zu den humoralen Qualitäten 238

Zuordnung der Heilpflanzen zu pathologischen humoralen Zuständen 241

Pflanzenregister 247
    Nach deutschen Namen 247
    Nach lateinischen Namen 253

Verwendete Literatur und Informationsquellen 259

Geleitwort

Mit diesem Buch geht der Autor das Wagnis ein, zwei Themenbereiche in einem Werk zu verbinden: Zum einen wird hier dem »Phyto-Anfänger«, aber auch dem versierten Therapeuten eine durch tabellarische Darstellung sehr übersichtliche Möglichkeit gegeben, das für die praktische Anwendung von Pflanzen Wesentliche auf einen Blick zu erfassen – ein Verordnerhandbuch also; zum anderen werden sowohl eine kurze Einführung in die Humoralpathologie gegeben, als auch die humoralen Wirkungen der jeweiligen Pflanzen in die »Monographien« eingearbeitet. Für den Nicht-Eingeweihten bietet diese Kurzeinführung in humoralpathologische Denkstrukturen, die ja für Jahrhunderte Grundlage medizinischer Wissenschaft waren, eine gute Möglichkeit, sich mit den Wirkprinzipien der vier Kardinalsäfte vertraut zu machen.

Apropos Monographien: Ich sehe mit außerordentlicher Freude, dass Friedemann Garvelmann sich mit seiner Auswahl der Pflanzen eindeutig nicht an den von der Kommission E des BGA positiv monographierten Heilpflanzen orientiert, sondern auch Pflanzen bespricht, die in der »alten Heilkunde« eine wichtige Rolle spielten und auch in Zukunft wohl wieder spielen werden, wenn sie verordnet, statt vergessen werden. Eine wertvolle Fleißarbeit sind die Informationen über die Apothekenverfügbarkeit, wenngleich das Fehlen von Drogen oder Galenika in dieser Spalte kein Grund sein sollte, diese Pflanze nicht mehr zu verordnen. Meine persönliche Erfahrung mit »phytofreundlichen« Apotheken ermuntert mich immer wieder, gerade in Vergessenheit geratende Drogen zu verlangen. Wenn wir gleichzeitig Bezugsadressen mitliefern, können wir so das eher abgemagerte Spektrum an Heilpflanzen in Deutschlands Apotheken wieder erweitern helfen.

Das Buch gibt dem Leser zwischen den Zeilen immer wieder Impulse zu allgemeinen Ansätzen einer naturheilkundlichen Therapie, die wir als einen Weg zum Heilwerden von erkrankten Menschen nach dem Vorbild des Ökosystems Natur verstehen dürfen.

So werden vom Autor Brücken angeboten, die die methodische Anwendung von Heilpflanzen nach humoralpathologischen Gesichtspunkten mit den Grundideen der TCM, der Homöopathie, der Irisdiagnose und der Einteilung in bestimmte Konstitutionstypen verbinden.

Dieses Buch floss aus der Feder eines Praktikers, der bei der Recherche in mittelalterlichen Werken oft widersprüchliche Angaben über humorale Qualitäten vorfand und der sich nicht scheute, das, was er in vielen Jahren an seinen Patienten beobachten konnte, als trocknende oder befeuchtende, wärmende oder kühlende Qualität in der entsprechenden Spalte aufzuführen. Wirkungskriterien und Indikationen der hier aufgeführten Pflanzen erlauben so einen Einblick in die alte traditionelle, wie auch in die moderne Sicht der Medizin.

Die Anwendung von Heilpflanzen durch jeden einzelnen von uns wird das Individuelle dieses Wesens Pflanze präzisieren und über die Jahre herauskristallisieren. Alle Leser sind hier zur Mithilfe aufgefordert. Denn das Wesen einer Heilpflanze offenbart sich am besten als möglichst naturbelassene Droge in der empirischen Anwendung am kranken Menschen. Der Einsatz isolierter Inhaltsstoffe einer Pflanze kennzeichnet allenfalls eine pharmakodynamische Organtherapie, der Einsatz einer Gesamtdroge entspricht dagegen einer Systemtherapie, die regulative Vorgänge über neurovegetative oder humorale Schaltsysteme auslöst.

Mit diesem Buch als humoralpathologisch geprägtem Verordnungsbuch, in Ergänzung zu einem guten Pflanzenbestimmungswerk, das vielleicht auch etwas über die geschichtliche und mythologische Anwendung verrät, wird auch der bisher Heilpflanzenunkundige sich auf den Weg machen können, zu therapieren.

Nur das weitere unermüdliche Sammeln von individuellen Wirkungen pflanzlicher Reize auf erkrankte Menschen wird ein Weiterleben der Phytotherapie im eigentlichen Sinne garantieren und wird das Wissen aus vielen Jahrhunderten vervollkommen.

In diesem Sinne: möge das Buch ein zentraler Mosaikstein in einem Bild werden, in dem Pflanzen uns Menschen helfen, unsere Außen- und Innenwelt zu gesunden und möge es als Werkzeug in die Hände gelangen, die an dieser Aufgabe zu arbeiten berufen sind.

Ich wünsche diesem Buch ein lebendiges Dasein!

Breitbrunn a. A.

Stefan Petri
Heilpraktiker

Danke ...

... an Monika Maute–Bannwarth für die vielen gemeinsamen kreativen Stunden am PC (eigentlich solltest Du als Ko–Autorin auf der Titelseite stehen ...)

... an Menschen, die mir das Tor zu der faszinierenden Welt der systemorientierten Naturheilkunde geöffnet haben.

Küssaberg-Kadelburg

... an meine Patientinnen und Patienten, deren Leiden ein ständiges »Weiter« fordern.

... an meinen Freund und Kollegen Stefan Petri für die vielen Diskussionen und konstruktive Kritik in so vielen Bereichen.

Friedemann Garvelman

Einleitung

Die tägliche Arbeit in der Praxis und die Frage zahlreicher Seminarteilnehmer/innen nach einem »Verordnerhandbuch«, in dem die für die Rezeptur wichtigsten Informationen zusammengefasst sind, waren Impulse für die Entstehung dieses Buches.

Im Mittelpunkt stand die Fragestellung: »Wie kann eine humoralpathologisch orientierte Pflanzenheilkunde in einer heutigen Naturheilpraxis realisiert werden?«

Viele der in der »alten« Literatur aufgeführten Pflanzen, Pflanzenteile oder Zubereitungsformen sind heute in den Apotheken nicht (mehr) erhältlich. Für den persönlichen Eigenbedarf mag es vielleicht möglich sein, z. B. Bibernellensaft oder Erdrauchöl herzustellen, aber kein pharmazeutischer Großhandel wird dies liefern können. Hinzu kommt, dass in Deutschland aus juristischen Gründen sämtliche verordneten Medikamente ausnahmslos über Apotheken bezogen werden müssen. Die Erstellung von Rezepturen setzt daher die profunde Kenntnis über die Apothekenverfügbarkeit der einzelnen Drogen und ihrer Galenika voraus.

Die immer vorhandene Rubrik »Apothekenübliche Drogen/Zubereitungsformen« wurde aus den Lieferkatalogen zweier pharmazeutischer Großhändler zusammengetragen. Diese Informationen können als Basis für jede »professionelle« Verordnung dienen – nicht nur für Humoralpathologen, sondern für jeden Phytotherapeuten.

Die großen prinzipiellen Übereinstimmungen zwischen dem humoralpathologischen Arbeitsmodell und der Traditionellen Chinesischen Medizin (TCM) eröffnen zudem die Möglichkeit, eine Kräuterheilkunde gemäß den energetischen Prinzipien der TCM mit in Europa heimischen Pflanzen zu betreiben, was – im Sinne einer ganzheitlichen Philosophie – für die Behandlung europäischer Menschen vorteilhafter ist, als eine Pflanzenheilkunde mit Drogen, die aus Fernost importiert wurden. Die für die humoralpathologische Verordnung relevanten Qualitäten (warm/kalt bzw. feucht/trocken), aber auch die Wirkungsansätze decken sich weitgehend mit den Anwendungskriterien der Chinesischen Kräuterheilkunde.

Quellen der in diesem Buch zusammengefassten Informationen sind größtenteils die aus dem 17. Jahrhundert stammenden, sehr umfangreichen Werke von Tabernaemontanus und Lonicerus.

Beim Studium dieser Literatur ist jedoch unübersehbar, dass die Indikationsgebiete jeder Pflanze sehr breit gefächert dargestellt werden. Einige Indikationen findet man nahezu bei jeder Pflanze, z. B. »Eröffnet die verstopfte Leber, Milz und Nieren«, »fürdert die Monatsblumen der Weiber«, oder der Einsatz als Wundheilungsmittel.

Diese Angaben in der traditionellen Literatur wurden nicht kritiklos übernommen, sondern es wurde versucht, den »Kern« der Wirkungsweise und das Wesen jeder Pflanze mit ihrem pathophysiologischen Ansatz und den daraus resultierenden Indikationen herauszuarbeiten. Dabei fließen die Indikationen der modernen Phytotherapie, aber auch die praktischen Erfahrungen des Autors und weiterer engagierter Kolleginnen und Kollegen mit ein.

Für einige Pflanzen, die in diesem Buch behandelt werden, findet man in der vorhandenen Literatur keine Angaben bezüglich ihrer humoralen Wirkungsweise. (z. B. Lycopus virginicus oder Pelargonium reniforme). Diese Pflanzen werden hier (m. W.) erstmalig in das humoralpathologische Therapiespektrum integriert. Andere, heute z. T. recht bekannte Pflanzen (z. B. Chinarinde, Cimicifuga, Ratanhia, Lichen islandicus), sind in diesem Buch nicht vertreten, weil sie in der alten Literatur nicht erwähnt werden, bzw. nicht eindeutig zuzuordnen sind. Zudem sind die praktischen Erfahrungen mit diesen Pflanzen (noch) zu gering, um einigermaßen verlässliche Angaben über ihre humorale Qualität und Wirkungsweise machen zu können. (Entsprechende Angaben werden vom Autor für folgende Auflagen gerne entgegengenommen!)

Eine effektive Arbeit mit dem vorliegenden Buch setzt Grundkenntnisse in der Humoralpathologie bzw. anderen systemorientierten Diagnose- und Therapiemodellen (wie etwa der TCM) voraus. Es kann weder ein Lehrbuch sein, noch ersetzt es eine Ausbildung in diesen Bereichen der Medizin. Um die Aktualität für die heutige Zeit darzustellen, soll jedoch in den folgenden Kapiteln der Versuch unternommen werden, die Grundelemente der Humoralpathologie in die Denkweise einer ›modernen‹ Physiologie und Pathophysiologie zu übersetzen.

1 Einführung in die Humoralpathologie

Historische Hintergründe

In dem großen Spektrum dessen, was man unter dem Sammelbegriff »Naturheilkunde« zusammenfasst, hat die Therapie mit Pflanzen und den daraus hergestellten Zubereitungen seit jeher einen großen Stellenwert. Allerdings haben sich sowohl die Kriterien, nach denen die Pflanzen angewendet werden, als auch die verwendeten Pflanzenteile und die Zubereitungsarten im Laufe der Geschichte stark verändert: Die ehemals rein empirische und stark mystisch-religiös geprägte Volks-Kräuterheilkunde wurde in den letzten zwei Jahrzehnten zur »Phytotherapie«, die die Pflanzen nach streng wissenschaftlichen Kriterien, wirkstofforientiert und auf der Basis einer schulmedizinischen Diagnostik anwendet.

Eine Etappe dieser Entwicklung war die auf Hippokrates zurückgehende Humoralpathologie. Sie war seit dem 4. Jahrhundert v. Chr. bis zur Postulierung der Virchow'schen Zellularpathologie (1858) das tragende Erklärungsmodell der europäischen Heilkunde. Mit ihr wurde erstmalig die Physiologie und Pathophysiologie des menschlichen Organismus in einem wissenschaftlichen Sinne erfasst. Die in Gesundheit und Krankheit ablaufenden Reaktionen und die damit verbundene Symptomatik wurden durch die Humoralpathologie erklärbar und der Arzt konnte auf der Basis dieser Erklärung ein rational begründetes Therapiekonzept entwickeln. Das zellularpathologische, organotrope Erklärungsmodell der heutigen Schulmedizin hat die Humoralpathologie weitgehend in Vergessenheit geraten lassen; sie gilt im universitären Bereich als ›überholt‹ – als medizinhistorisches Relikt vergangener Zeiten. Lediglich in den Bezeichnungen der vier Temperamentstypen entdecken wir die vier Kardinalsäfte wieder.

In der sog. »Komplementärmedizin« ist sie jedoch nach wie vor in vielen Bereichen die unabdingbare Basis naturheilkundlichen Denkens und Handelns, was u. a. in der Augendiagnostik, den Aschner-Methoden und der traditionellen Pflanzenheilkunde zu dem Ausdruck kommt.

Die Humoralpathologie – ein biokybernetisches Arbeitsmodell

In der naturheilkundlichen Praxis wird – speziell bei der Behandlung chronischer Krankheiten – rasch offensichtlich, dass man mit der Annahme einfacher Ursache-Wirkungs-Beziehungen, aber auch auf der Basis einer rein organotropen Diagnostik meist kein effizientes Therapiekonzept entwickeln kann. In diesem Bereich ist vielmehr eine konstitutionelle, systemorientierte Diagnostik notwendig, die das aktuelle Krankheitsbild nicht als isoliertes Einzelereignis, sondern als Ergebnis komplexer pathogenetischer Abläufe im Organ-System begreift und auch dementsprechend behandelt.

Die meisten traditionellen Medizinlehren haben einen solchen systemorientierten Denkansatz: Der Organismus wird als offenes Regelsystem verstanden, das in der Lage sein muss, auf die verschiedensten exogenen und endogenen Faktoren in adäquater Weise zu reagieren. Versagen die Regelmechanismen, oder überschreitet die Stärke eines Reizes die Bandbreite der individuellen Anpassungsfähigkeit, entsteht Krankheit: erst im funktionellen Bereich, später evtl. als organische Manifestation.

Von den Medizinsystemen, die auf dieser Denkweise basieren, ist es bei uns in Europa interessanterweise vorwiegend die Traditionelle Chinesische Medizin, die sich im Bereich der Komplementärmedizin etablieren konnte, wenngleich häufig mit deutlichen Modifikationen in Richtung »Wissenschaftlichkeit«. Die Tatsache, dass die Humoralpathologie ebenfalls hochmoderne kybernetische Ansätze in Diagnostik und Therapie ermöglicht, ist weit weniger bekannt, obwohl die Erkenntnisse, die sich aus der TCM und der Humoralpathologie ergeben, geradezu verblüffende Übereinstimmungen aufweisen, wenngleich die verwendete Terminologie recht unterschiedlich ist.

Die Arbeit mit der Humoralpathologie setzt jedoch voraus, dass der Behandler bereit ist, einige grundsätzliche Aspekte zu akzeptieren:

1. Humoralpathologie ist ein Arbeitsmodell.
2. »Säfte« sind Funktions- bzw. Wirkprinzipien.
3. Humoralpathologie hat einen funktionellen Denkansatz.
4. Humoralpathologie bedarf methodenspezifischer Diagnostik und Therapie.
5. Akzeptanz der von der Natur vorgegebenen Heilungsstrategien.

1 Humoralpathologie ist ein Arbeitsmodell

Die Humoralpathologie muss als Erklärungs- und Arbeitsmodell für die physiologischen und pathophysiologischen Abläufe verstanden werden.

Ein Modell dient immer dazu, die Gesetzmäßigkeiten komplexer systemischer Zusammenhänge in einer vereinfachten Form zu beschreiben, um auf diese Weise Möglichkeiten der Beeinflussung des Systems zu erkennen. Dabei treten Detailinformationen, die für das Verständnis des Ganzen untergeordnete Bedeutung haben, zugunsten grundsätzlicher Informationen in den Hintergrund (Unschärfeprinzip).

In diesem Sinne ist die Humoralpathologie eine echte Ganzheitsmedizin, die die spezifischen pathofunktionellen Abläufe, aber auch die organischen Befunde einer Krankheit als Sekundärereignisse eines Fehlverhaltens des humoral gesteuerten Regulationssystems unseres Gesamtorganismus versteht, und zwar auf allen Ebenen des Gesund- und Krankseins.

Ein weiteres Merkmal eines Modells ist, dass es mit Bildern und Metaphern arbeitet, die das zu Beschreibende mit Bekanntem vergleicht und auf diese Weise das Verständnis ermöglicht. Diese Bilder und Metaphern spiegeln immer die Naturphilosophie des Lebens- und Kulturkreises derjenigen wider, die das Modell entwickelten.

So postuliert die TCM einen »Energiefluss«, der sich in verschiedenen physiologischen und pathologischen Energieformen in »Funktionskreisen« und »Energieleitbahnen« repräsentiert, während die Humoralpathologie die vier Kardinalsäfte mit ihren physiologischen und pathologischen Zustandsformen als regulatives Element sieht.

Beide Systeme demonstrieren – unabhängig voneinander entstanden –, dass bereits vor mehr als 2000 Jahren das Prinzip und die Bedeutung der Informationsübertragung und -verarbeitung bekannt war.

Damit stellen beide traditionellen Medizinmodelle eine hochmoderne, praktisch umsetzbare informative »Regulationsmedizin« dar, die dem materiell-detailorientierten Denkansatz in der heutigen Schulmedizin in wesentlichen Bereichen um Längen voraus ist.

2 »Säfte« sind Funktions- bzw. Wirkprinzipien

Ein weiteres Verständnisproblem ist der Begriff der »Säfte«. Unter Blut und Schleim kann man sich ja noch etwas Substanzielles vorstellen, aber unter »Gelbgalle«, oder gar »Schwarzgalle« …? An diesem Punkt wird deutlich, dass die Kardinalsäfte keine Körperflüssigkeiten im herkömmlichen Sinne darstellen, sondern bildhafte Beschreibungen für grundsätzliche »Funktionsprinzipien« oder Informationsträger, durch die die physiologischen Funktionen geregelt werden, deren »Entgleisung« jedoch auch die Basis für pathologische Entwicklungen ist.

In der Humoralpathologie werden verschiedenen substanziellen Körperflüssigkeiten spezifische humorale Wirkprinzipien zugesprochen. So repräsentiert z. B. das (gesunde) Blut in erster Linie das Sanguis-Prinzip (wobei die Blutflüssigkeit grundsätzlich alle vier Kardinalsäfte enthält), während in der Lymphe das Phlegma-Prinzip vorherrscht.

Die beschriebenen Wirkprinzipien werden mit den Qualitäten

warm / kalt und feucht / trocken

beschrieben.

Ihre Zuordnung definiert die typischen humoralen Eigenschaften der einzelnen Kardinalsäfte:

Sanguis: warm und feucht
Phlegma: kalt und feucht
Cholera: warm und trocken
Melancholera: kalt und trocken

In diesen Polaritäten kommen auch wichtige Parallelen zum YIN/YANG-Prinzip der TCM zum Ausdruck.

3 Humoralpathologie hat einen funktionellen Denkansatz

Wie schon erwähnt, geht die Humoralpathologie grundsätzlich von einem funktionsorientierten Denkansatz aus.
Die folgende Grafik veranschaulicht einige der komplexen Wechselwirkungen und Rückkopplungen im humoral gesteuerten Organismus.
Die humorale Grundsituation eines Menschen ist konstitutionell geprägt. Daraus ergibt sich die Temperamentszugehörigkeit und der individuelle Konstitutionstyp. Diese primär als Genotyp von den Eltern ›mitbekommene‹ Prägung ist jedoch nicht statisch, sondern wird bei jedem Menschen durch exogene und endogene Faktoren zum Phänotyp modifiziert, was u. a. über die Irisdiagnose deutlich und analysierbar wird.

Die Grafik lässt auch erkennen, wie stark vernetzt die einzelnen Faktoren mit ihren direkten und indirekten Wirkungen und den sich daraus entwickelnden Rückkopplungen sind.
Beispiel: Auf diese Weise kann eine skrofulös bedingte chronische Tonsillitis zum endogenen Störfaktor werden, der wiederum die konstitutionelle Gesamtsituation nachhaltig negativ beeinflusst. An diesem Punkt wird auch deutlich, wie absurd es ist, die Ursache von Krankheiten in monokausalen Ursache-Wirkungsbeziehungen zu suchen ...

4 Humoralpathologie bedarf methodenspezifischer Diagnostik und Therapie

Eine humoralpathologische Therapie ist auf der Basis einer schulmedizinischen Diagnostik nicht möglich. Diagnosen wie »Ulcus duodeni«, »Nephrolithiasis« oder »PcP« beschreiben – wie gesagt – einen Zustand, der das Endergebnis einer

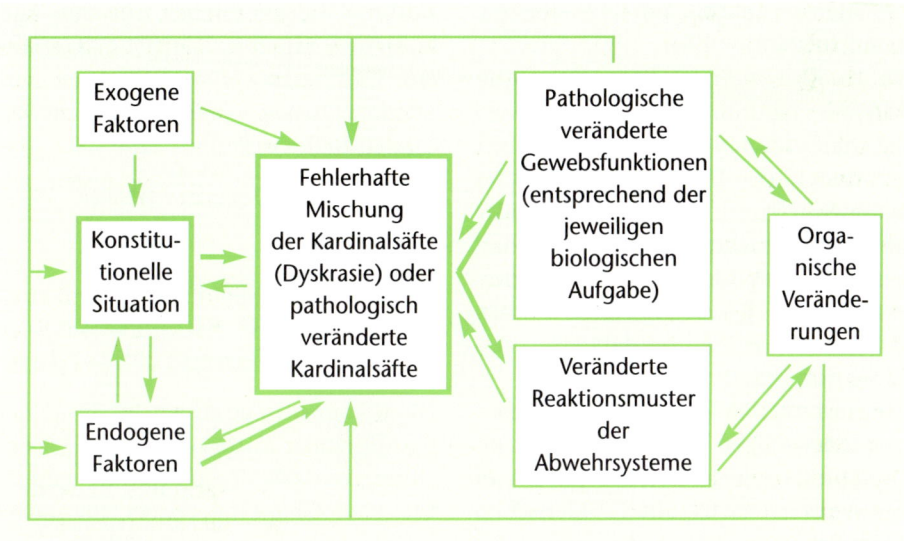

humoralen Entgleisung ist, geben aber nur wenig (indirekte) Informationen über die Art der humoralen Entgleisung. Für die humoralpathologische Arbeit sind daher Diagnoseverfahren notwendig, die eine Analyse der individuellen humoralen Situation ermöglichen.

Wichtige Hinweise ergeben sich bereits aus der Anamnese: Art und Charakteristik der aktuellen und den früher abgelaufenen Krankheiten. Auch die Modalitäten geben wichtige Hinweise: Einflüsse, die die Beschwerden verschlechtern bzw. verbessern. (Wir kennen das aus der Homöopathie.)

Eine der wichtigsten Diagnosemethoden zur Erkennung der konstitutionellen Situation ist die Iris- bzw. Augendiagnose. Das Gesamtbild der Iris gibt präzise Auskunft über das ›humorale Regulationsprogramm‹ des betreffenden Menschen, das zu typischen Krankheitsdispositionen führt. Es ist nicht – oder nur ganz bedingt – möglich, aus dem Auge eine aktuelle Krankheit zu erkennen und zu benennen. D. h., man kann die konstitutionelle »Leitschiene in die Pathologie« (Hauser) analysieren, nicht aber die Detailpathologie selbst.

(Für die Akzeptanz der Augendiagnostik wäre es sicher hilfreich, wenn diese spezifische Besonderheit / Andersartigkeit von Seiten der Irisdiagnostiker klarer herausgestellt würde und nicht immer wieder der Versuch gemacht würde, eine Kompatibilität zur klinischen Diagnostik zu schaffen, was der Natur der Methode widerspricht und daher zwangsläufig zum Scheitern verurteilt ist.)

Die gewonnenen Informationen bieten eine hervorragende Basis, daraus ein Therapiekonzept zu entwickeln, das an den Wurzeln ansetzt und den Menschen in den Punkten unterstützt und stabilisiert, auf denen seine Krankheitsgeschichte aufbaut.

Dies eröffnet zudem Möglichkeiten echter Prophylaxe.

Weitere Möglichkeiten der humoralen Diagnostik sind die Puls- und die Zungendiagnose. (Auch hierbei finden wir wieder Parallelen zur TCM.)

Humorale Therapieverfahren

Ob ein Therapieverfahren Einfluss auf die humorale Situation eines Menschen nimmt, ist weniger eine Frage der Methode, als des Denkmodells, das die Kriterien für die Anwendung der jeweiligen Methode definiert.

In der Humoralpathologie werden üblicherweise folgende Therapieverfahren angewendet: Pflanzliche und homöopathische Mittel und die Schüsslersche Biochemie.

Zudem spielt die Diätetik (= Ernährung und Lebensführung) in der traditionellen Humoralpathologie eine herausragende Rolle.

Auch die als »Aschner-Methoden« bekannten Therapieformen, trockenes und blutiges Schröpfen, Baunscheidtverfahren, Cantharidenpflaster, Blutegel und Aderlass, haben – neben ihrer cutivisceralen Reflexwirkung – einen klar humoral orientierten Wirkungsansatz.

5 Akzeptanz der von der Natur vorgegebenen Heilungsstrategien

Die therapeutische Arbeit im Sinne der traditionellen Naturheilkunde setzt ein Umdenken bei der Bewertung einiger Krankheitsphänomene voraus, besonders im Bereich der akut-entzündlichen, katarrhalischen Erkrankungen. In diesem Zusammenhang sollte der Entzündung besondere Beachtung geschenkt werden. In der heute üblichen Terminologie ist sie bei vielen Krankheiten namensgebend (alle Krankheiten mit der Endung ...itis). Dies impliziert, dass die Entzündung die Krankheit selbst ist. Entsprechend sieht die allopathische Behandlungsstrategie aus: Antiphlogistika, Antibiotika ...

Dabei wird vergessen, was in jedem Lehrbuch der allgemeinen Pathologie steht: Eine Entzündung ist ein biologisch sinnvoller Abwehrvorgang, der zum Ziel hat, das auslösende Agens zu beseitigen und die Restitutio ad integrum herbeizuführen.

Jeder biologisch denkende Behandler weiß, dass die Unterdrückung einer akuten Entzündung einer Chronifizierung Vorschub leistet, woraus – als logischer Umkehrschluss – die therapeutische Erkenntnis resultiert, dass chronische Entzündungen nur über eine Reaktivierung der akuten Phase geheilt werden können.

Ein weiteres Phänomen, das aus humoralpathologischer Diagnostik und Therapie nicht wegzudenken ist, ist die Ersatzausscheidung über die Haut oder Schleimhäute, die dem Organismus eine kompensatorische Ausscheidung krankhafter Säfte (= pathologischer Informationen) ermöglicht, die wegen einer Insuffizienz der physiologisch dafür vorgesehenen Ausscheidungsorgane ansonsten nicht eliminiert werden könnten. Dies geschieht vorwiegend in Form von Schleimhautkatarrhen (jeder Lokalisation) oder als ekzematische Hautkrankheiten.

Vor diesem Hintergrund bekommen z. B. die Krankheiten des skrofulösen Formenkreises, die wir in erschreckender Zahl und Vielfalt besonders bei Kindern erleben, eine Interpretation, die sich nicht auf eine organotrope Betrachtungsweise und Behandlung beschränkt, sondern auch konstitutionell-systemische Therapiemöglichkeiten eröffnet.

Die Natur gibt uns konstitutionsspezifische Heilungsstrategien vor, die wir prinzipiell zu akzeptieren haben. Eine entscheidende Frage zur Beurteilung und Behandlung einer Krankheit lautet: Sind die während der Krankheit ablaufenden Prozesse – im Interesse des gesamten Organismus – biologisch sinnvoll oder nicht? (Z. B.: autoallergische Prozesse sind mit Sicherheit nicht als biologisch sinnvoll zu bewerten.)

Dies beinhaltet auch, dass beurteilt werden muss, ob das ›Maß‹ einer grundsätzlich sinnvollen Reaktion stimmt: Schießt der Organismus mit den erzeugten Symptomen über das Ziel hinaus (Allergien, extrem hohes Fieber ...) oder reagiert er zu träge (chronische Entzündung, Organinsuffizienzen ...)?

Daraus ergibt sich dann die grundsätzliche therapeutische Strategie: Modifizierend bei Über- oder Unterreaktionen und korrigierend bei biologisch unsinnigen Reaktionen.

Zusammengefasst lässt sich Folgendes sagen: Die Beschwerden und Schmerzen, die einen Patienten zum Behandler führen, sind vielfach nicht die Krankheit selbst, sondern die unangenehmen Erscheinungen der körpereigenen Abwehrmaßnahmen. Folglich ist es ausgesprochen kontraproduktiv für eine echte Heilung, diese Vorgänge durch symptomunterdrückende Maßnahmen zu behindern. (Man darf die »schnellen Erfolge« moderner Pharmakologie nicht mit »Heilung« verwechseln, auch wenn sie für den leidenden Patienten verständlicherweise sehr attraktiv sind. Daher ist in der naturheilkundlichen Praxis einiges an Aufklärungsarbeit erforderlich.)

Eine Pflanzenheilkunde auf humoralpathologischer Basis ist eine wichtige Therapieform, die, aufbauend auf den individuellen biologischen Funktions- und Abwehrprogrammen eines Menschen, den »inneren Arzt« (Hahnemann) eines Menschen konstitutionell stabilisierend und auf sanfte Weise korrigierend, unterstützen kann.

Die humoralpathologischen Kardinalsäfte und ihre Entstehung

Die bei den Kardinalsäften erwähnten humoralen Grundqualitäten warm/kalt und feucht/trocken bezeichnen zwei Grundprinzipien, die sich wie ein roter Faden durch die ganze Humoralpathologie ziehen.

»Wärme« steht für das »Feuer-Prinzip« und repräsentiert die nicht-materiellen, energetischen, aktiven und dynamischen Prozesse im Organismus.

»Feuchtigkeit« steht für das stoffliche, aufbauende, ernährende Prinzip.
Analogien zum YIN/YANG-Prinzip der traditionellen Chinesischen Medizin drängen sich förmlich auf und sind auch absolut gerechtfertigt.
Die folgenden Tabellen stellen die physiologischen und pathologischen Bedeutungen des Wärme- und Feuchtigkeitsprinzips dar:

Bedeutung des Wärme-Prinzips

Physiologisch

- »Aktive« Energie
- Dynamik, Bewegung
- YANG
- Körperwärme
- »Lebenskraft« (nach Hahnemann)
- Initiierung und Durchführung der phy-
- Anpassungsfähigkeit an veränderte exogene und endogene Bedingungen und Reize (psychisch und physisch)
- Assimilation
- Information (nicht–materiell)
- Positive Gefühle (»Herzenswärme«)

Pathologisch

»Zu viel«	»Zu wenig«
Hyperkinetische Syndrome	Hypokinetische Syndrome

- Fieber
- Akute Entzündung
- Kongestion
- Überreaktionen (z. B. Allergie)
- Überschießende Gewebsaktionen z. B.:
  – Spasmophile
    (glatte und quergestreifte Muskulatur)
  – Hypersekretion
    (endokrine und exokrine Drüsen)
  – Tachykardie
  – Tachypnoe
	- Hypothermie
	- Chron. Entzündung
	- Plethora
	- Unzureichende Reaktionen/ Reaktionsstarre
	- Verminderte Gewebsaktionen z. B.:
	  – Tonusmangel/Parese (glatte und quergestreifte Muskulatur)
	  – Hyposekretion
	    (endokrine und exokrine Drüsen)
	  – Bradykardie
	  – Bradypnoe

Forts. →

»Zu viel«	»Zu wenig«
Hyperkinetische Syndrome	Hypokinetische Syndrome
➢ Auflösung materieller Strukturen ➢ Hyperästhesie ➢ Schmerzcharakter: Heftig, pulsierend, stechend, schneidend, brennend, neuralgisch	➢ Verdichtungsprozesse ➢ Hypoästhesie ➢ Schmerzcharakter: Dumpf, drückend, beklemmend ➢ Unzureichende Assimilationsprozesse → Energiemangelsyndrome
Augendiagnose	Augendiagnose
➢ Stromaaufhellungen ➢ Reizfasern	➢ Stromaabdunkelung ➢ Lockerungszeichen

Bedeutung des Feuchtigkeits-Prinzips

Physiologisch

- ➢ »Potentielle« Energie
- ➢ Energiereserve
- ➢ Speicherform der Energie
- ➢ Materie

- ➢ YIN
- ➢ Beflutung
- ➢ »Trägermedium« für Informationen und Energien

Pathologisch

»Zu viel«	»Zu wenig«
➢ Adipositas ➢ Wässrige Stauungen/Ödeme/Hydrops ➢ Hydrämie ➢ Schleimhauthypertrophie ➢ Lymphatische Hyperplasie ➢ »Feuchte« Katarrhe (kompensatorische Ersatzausscheidung) ➢ Verschleimung ➢ Trägheit in allen Funktionen und Reaktionen	➢ Dystrophie ➢ Gewebstrocknung/Elastizitätsverlust ➢ Hohe Blutviskosität ➢ Schleimhautatrophie ➢ Lympathische Hypoplasie ➢ Trockene Katarrhe ➢ Kristallose (Steine und Ablagerungen) ➢ Mangelndes »Durchhaltevermögen« (Psychisch, geistig und physisch – auch bei Abwehrprozessen!)
Augendiagnose	Augendiagnose
➢ Wolken ➢ Tophi ➢ Weiße »Verschmierungen« (in Humoral – und mittlerer Ziliarzone)	➢ Trocknungszeichen ➢ Trabekel

Wärme und Feuchtigkeit bedingen und beeinflussen sich gegenseitig, sowohl bei der Entstehung der Säfte (dazu später), als auch bei deren Mischung und Zustände (Qualität) in allen physiologischen und pathologischen Situationen. Einige konkrete Beispiele machen dies deutlicher:

- Um die »rohe« Nahrung für den Organismus verfügbar zu machen, bedarf es eines großen Energieaufwandes (= Feuer), um daraus die »vollkommenen« Säfte (v. a. Sanguis) entstehen zu lassen.
- Zu viel Wärme kann jedoch Feuchtigkeit »verzehren« oder aber »scharfe« (= aggressive) Säfte entstehen lassen.
- Umgekehrt kann zu viel Feuchtigkeit das Feuer ›löschen‹.

Gravierende pathologische Zustände auf der Basis unzureichender Abwehrreaktionen, bzw. Reaktionsstarre sind die mögliche Folge. Zum Verständnis der Denk- und Arbeitsweise der Humoralpathologie ist es immer wieder notwendig, sich zu vergegenwärtigen, dass mit dem Begriff »Saft« kein flüssiges Medium im üblichen Sinne gemeint ist, sondern eine Metapher, die für ein spezifisches Wirk- bzw. Funktionsprinzip im Gesamtorganismus steht.

Die Säfte sind in diesem Sinne Regulationsfaktoren, durch die sämtliche Körperfunktionen gesteuert werden. Sämtliche Abläufe auf der körperlichen/physikalischen/chemischen Ebene sind somit das sekundäre Ergebnis dieser Regelungsmechanismen.

Auch die biologischen Heilungsstrategien werden durch Veränderungen der Säftequalitäten gesteuert. So setzt beispielsweise eine (als sinnvolle Abwehrreaktion zu betrachtende) akute Entzündung ein lokales oder generelles Anheben des Feuer-Prinzips voraus.

Im Falle einer pathologischen Entgleisung dieser Funktionen hat dies jedoch auch wieder Rückwirkungen auf den Zustand des Säfte-Systems, mit allen sekundären und tertiären Folgen.

Die humoralen Qualitäten der einzelnen Kardinalsäfte

Sanguis (Blut): warm und feucht

Hier liegen die beiden Qualitäten in einem harmonischen Verhältnis vor, was dem Sanguis eine übergeordnete Bedeutung im System der Kardinalsäfte verleiht: Einerseits das aktivierende, dynamische Prinzip und andererseits die aktive Nahrungsenergie.

Somit ist das Sanguis der Saft, der alle Gewebe aufbaut und ernährt, aber auch ihre Funktionen in Gang bringt und hält. Sanguis ist auch der Saft, der – aufgrund seiner Ausgeglichenheit – am wenigsten pathogenes Potential enthält, wobei es aber auch hier zu ›Entgleisungen‹ kommen kann, wie wir sie z. B. bei der oxygenoiden Konstitution (= übersteigertes Sanguis-Prinzip) oder bei der phlegmatisch-venösen Konstitution (= stark vermindertes Sanguis-Prinzip) erleben können.

Akute, durch übermäßiges sanguinisches Prinzip induzierte Zustände sind meist funktioneller Art, bzw. heilen schnell wieder von selbst aus. Die kurz dauernden, hoch fieberhaften »Infekte« bei Kindern sind ein Beispiel dafür.

Phlegma (Schleim): kalt und feucht

Dem Phlegma fehlt das dynamische Feuer-Prinzip weitgehend. Es stellt sozu-

sagen reine Nahrungsenergie dar, aber in einer Form, die nur nach weiterer »Kochung« aktuell verfügbar wird, wozu die Wärme des Sanguis notwendig ist.
Phlegma ist somit eine Speicherform oder ›potentielle‹ Nahrungsenergie.

> Unsere ungeliebten Fettpölsterchen sind im humoralpathologischen Sinne reines Phlegma, welches dort seiner weiteren Kochung und Verwendung harrt!

Charakteristisch für phlegmainduzierte Zustände des Organismus ist daher auch ein Mangel an Dynamik, der auch im Verhalten der körpereigenen Abwehrreaktionen deutlich wird: Chronische Entzündungen und Katarrhe, Organinsuffizienzen und hypokinetische Syndrome sind typisch.

> **Cholera** (Gelbgalle): heiß und trocken

Die Gelbgalle ist Feuer ›pur‹, ihr fehlt das feuchte Prinzip, das einerseits das Feuer dämpfen könnte, aber auch die Nahrungsenergie, die der Organismus für die durch die Hitze ausgelösten, gesteigerten Funktionen benötigt.
Daher ist die pathogene Potenz der Cholera gravierend.
Fieber, akute Entzündungen, Organüberfunktionen, hyperkinetische Syndrome, aber auch psychische Aggressivität sind typische Merkmale.

> **Melancholera** (Schwarzgalle): kalt und trocken

Die Schwarzgalle ist der Saft mit der geringsten physiologischen Bedeutung, aber mit der größten pathogenen Potenz.
Hier fehlt sowohl das aktive, energetische, als auch das ernährende Prinzip. Schwarzgallige Zustände sind daher charakterisiert durch Adynamie und fehlende Reaktionen, aber auch die Energiereserven, die für die therapeutische Aktivierung der Eigendynamik notwendig wäre, fehlen hier weitgehend. Dies macht melancholische Krankheiten so therapieresistent.
Typisch sind: Degenerative Prozesse, Ulcerationen, Malignosen, Steinbildung («Kristallose»), Depressionen.

Entstehung der Säfte im Organismus

Endziel der Säfteproduktion ist die Bildung von Sanguis, denn nur Sanguis kann in Körpersubstanz umgewandelt werden. Es stellt daher die Grundlage zum Aufbau und zur Regeneration von Körpergewebe dar (auch in der fetalen Entwicklung).
So gesehen kann man Sanguis als Bindeglied, oder ›Brücke‹ zwischen den energetisch-informativen (»Feuer«) und den materiellen (»Feuchtigkeit«) Aspekten des Organismus verstehen.
Blut entsteht in drei Schritten der »Kochung« (Coctio):

> **1. Kochung:** Erster Schritt der Assimilation der Nahrung. Sie läuft im Magen ab, wobei die Wärme aus den umliegenden Organen und eine feinstoffliche Vermittlungssubstanz für die Wärme (Spiritus) aus der Magenwand einwirken. Danach wird der Mageninhalt als Chylus in den Darm weiterbefördert.
> Blut entsteht aus dem Chylus, der aus dem Darm über das Mesenterialvenen/Pfortadersystem in die Leber transportiert wird. Hierbei läuft der **2. Kochungsschritt** ab:

> Für die Blutbereitung ist enger und langdauernder Kontakt zu den Venenwänden notwendig, wodurch die Wärme einwirken kann: Bereits in den Mesenterialvenen entsteht rohes Blut, das dann in der Leber im **3. Kochungsschritt** zu reinem Blut umgewandelt wird und über die Hohlvene in den Körper gelangt.

Doch nicht der gesamte Chylus wird in Blut umgewandelt. Ein Teil davon gelangt in roher Form in die Blutflüssigkeit und wird als Phlegma bezeichnet.
Er steht als potentieller Energieträger zur Verfügung und wird bei Nahrungsmangel vollständig gekocht.

> **Nur Phlegma kann zu vollendetem Sanguis umgewandelt werden!**

Dies kann in den Venen geschehen, eine Mitarbeit der Leber ist nicht unbedingt notwendig, setzt aber das Vorhandensein von ausreichender Wärme voraus.

Der Nahrungsschleim (= Pituita) unterscheidet sich von dem Ausscheidungsschleim, der über die Schleimhäute (Nase, Mund, Magen, Bronchien ...) ausgeschieden wird.

Bei allen vier Säften unterscheidet man einen Nahrungssaft und einen *Ausscheidungssaft*.
Den Nahrungssäften kommen mehr oder weniger ausgeprägte physiologische Funktionen zu, während die Ausscheidungssäfte grundsätzlich als ausscheidungspflichtige Schlacken gelten.

Während des 3. Kochungsschrittes fallen Säfte an, die zur Ernährung der Körpers weitgehend ungeeignet sind und daher ausgeschieden werden müssen: Die Gelb- und die Schwarzgalle.

Die Cholera wird isoliert von der Gallenblase durch die Gallengänge angezogen, von wo sie in den Darm ausgeschieden wird. Sie wirkt erregend auf die Peristaltik des Darms und beschleunigt so den Stuhltransport. Dies ist ihr positiver Nutzen für den Organismus.
Die abgesonderte Schwarzgalle wird durch eine Vene, die von der Leberpforte zur Milzpforte zieht, angezogen und zur *Milz* transportiert. Dort wird sie mittels der Wärme der Milz aufbereitet und in einen dünnen und einen dicken Saft zerteilt. Der dünne Saft ernährt die Milz, während der dicke, melancholische Saft durch einen eigenen Gang zum Magenmund befördert wird und so via Darm ausgeschieden werden kann. Aufgrund der herben und scharfen Qualität dieses Saftes zieht sich der Magen zusammen. Die einzig physiologische Funktion dieses Saftes liegt also in der Tonisierung des Magens.
Wegen der erwähnten pathogenen Potenz der Gallen, ist die ständige, ausreichende Ausscheidung dieser Säfte eine wichtige biologische Notwendigkeit. Die mangelhafte Ausscheidung bei einem kranken Menschen, ist ein wichtiger therapeutischer Ansatz in der Humoraltherapie.

> *Anmerkung:*
> Die Beschreibung von anatomischen Strukturen (wie etwa ein Gang von der Milz zum Magenmund), die nach heutigem Wissen nicht existieren (oder vielleicht doch ...?), kann Anlass dazu geben, die gesamte Humorallehre als ›überholt‹ zu betrachten.
> Dabei ist zu bedenken, dass zu der Zeit ihrer Entstehung der Blutkreislauf als universelles Transportsystem noch nicht bekannt war. Dieser wurde erst

im 17. Jahrhundert entdeckt. Es war daher für die Menschen der Antike aus Verständnisgründen notwendig, solche anatomischen Strukturen zu postulieren, zumal die Möglichkeit, über Obduktionen von Leichen präzisere Kenntnisse zu erlangen, aufgrund kirchlicher Repressalien stark eingeschränkt war.

Einige kleine Fehler in Details tun jedoch der Richtigkeit der Humoralpathologie als Denk- und Arbeitsmodell für ein kybernetisches Regulationssystem keinen Abbruch.

Die Blutflüssigkeit ist ›Trägersubstanz‹ von allen vier Kardinalsäften.

Die Verhältnisanteile variieren allerdings individuell sehr stark. Es gibt nur wenige Menschen, deren Säftehaushalt sich in einem absolut harmonischen Gleichgewicht befindet.

Bei den meisten Menschen tritt ein Kardinalsaft in den Vordergrund und prägt ihre typischen Reaktions- und Verhaltensweisen. Die typischen psychischen Eigenschaften, die daraus resultieren, bezeichnet man als *Temperament*.

Der Übergang von temperamentsbestimmten (noch im physiologischen Bereich verlaufenden) Funktionen zu pathophysiologischen Abläufen, die durch das temporäre oder dauernde Vorherrschen eines Kardinalsaftes hervorgerufen werden, sind fließend und stark von den endo- und exogenen Reizfaktoren abhängig.

Pathologisch veränderte Säfte

Ein weiteres pathogenes Prinzip, neben dem übermäßigen Vorhandensein eines (ansonsten intakten) Kardinalsaftes (Dyskrasie), ist die pathologische Veränderung des Kardinalsaftes selbst, d. h. die Verunreinigung mit weiteren pathogenen Agentien (Kakochymie).

Solche Zustände betreffen in der Praxis vorwiegend das Phlegma, das mit gelbgalligen oder schwarzgalligen »Schärfen« verunreinigt ist, und dadurch seine Qualität verändert. Häufig wird ein solcher Zustand in Form einer Skrofulose manifest.

Diese Schärfen verleihen z. B. phlegmatischen Ausscheidungsprozessen besondere Aggressivität, Hartnäckigkeit und Therapieresistenz. Sie stellen auch eine besondere diagnostische Herausforderung dar, weil die völlig untypisch verlaufenden Krankheitsbilder Fehlinterpretationen provozieren.

Bei den Heilpflanzen, die solche Säfteverunreinigungen therapeutisch beeinflussen, wird dieser Aspekt unter »Säftebezug« erwähnt.

Das informatorische Prinzip in der Pflanzenheilkunde

Die in der humoralpathologischen Pflanzenheilkunde verwendeten Qualitäten warm/kalt und feucht/trocken stellen Informationen dar, die erst durch die Interaktion mit einem lebenden Organismus zum Tragen kommen, also nicht direkt an der Pflanze erkennbar oder messbar sind. Evtl. gibt der Standort, das Aussehen oder die ›Lebensweise‹ der Pflanze einige wichtige Hinweise, aber die Definition ihrer humoralen Qualitäten wird erst durch aufmerksame Beobachtung bei der therapeutischen Anwendung möglich.

Es ist im Sinne einer systemischen Betrachtungsweise nicht ausreichend, den Einfluss einer Pflanze auf den Organismus als einfache Ursache-Wirkungs-Beziehung zu interpretieren, sondern es ist notwendig, die Wirkung einer Pflanze als *Reiz* auf das *System* »Organismus« zu betrachten, das in einer bestimmten Weise auf diesen Reiz reagiert bzw. antwortet.

Die Wirkungsweise von Pflanzen unterliegt anderen, wesentlich subtileren Gesetzmäßigkeiten, als beispielsweise Therapiemethoden, die über physikalischen Eigenschaften wirken. (z. B. Kneipp-Anwendungen, Wickel).

Konkret heißt dies, dass eine Pflanze mit warmer Qualität nicht etwa Wärme *zuführt,* sondern die im Organismus potentiell vorhandenen Wärmeprozesse *aktiviert* und zur Entfaltung bringt.

Gleiches gilt für die feuchte Qualität einer Pflanze: Sie aktiviert die vorhandenen, aber nicht im physiologischen Rahmen ablaufenden Feuchtigkeitsprozesse des Organismus.

Auch eine kühlende Wirkung ist nicht im physikalischen Sinne zu sehen, sondern als regulative Dämpfung überschießender Hitzeprozesse, während die trockene Qualität die Regulierung übermäßiger Feuchtigkeitsprozesse bewirkt.

So gesehen, wird auch deutlich, dass eine Pflanzenheilkunde, die sich an den humoralen Qualitäten orientiert, sich nicht in unterdrückender Weise gegen die Krankheit und ihre Symptome richtet, sondern gezielte Impulse zur Wiederherstellung der Eigenregulation setzt.

Weiterhin zu beachten ist die Tatsache, dass man zwischen *Primär-* und *Sekundärwirkungen* unterscheiden muss. Die Primärwirkung ist die direkte Reaktion des Körpers auf den spezifischen Reiz der Pflanze. Ihr folgt nicht selten eine Sekundärwirkung, die als systemische Reaktion des Organismus zu interpretieren ist und in krassem Gegensatz zur Primärwirkung stehen kann. (Ein verdeutlichendes Beispiel aus einem anderen Bereich ist die aktive Hyperämie nach einem Kältereiz [kalte Güsse]). Nicht selten manifestieren sich solche Sekundärwirkungen in Form der bekannten »Erstverschlimmerungen«.

Die traditionelle Literatur unterscheidet nicht zwischen diesen beiden Wirkungsformen. Daher kommt es nicht selten vor, dass manche Indikationen einer Pflanze in scheinbarem Widerspruch zu den ihr zugesprochenen humoralen Qualitäten stehen. Man kann davon ausgehen, dass ihre Heilwirkung in diesen Fällen den Weg über die Sekundärwirkungen geht. Ein Beispiel: Scolopendrium werden kühlende und trocknende Qualitäten zugeschrieben. Unter den Indikationen findet man hingegen viele Krankheiten des melancholischen (kalten und trockenen) Formenkreises.

Solche Angaben lassen vermuten, dass das Ähnlichkeitsgesetz der Homöopathie – zumindest in Ansätzen – bereits in der Antike bekannt war, auch wenn es erst Ende des 18. Jahrhunderts von Hahnemann als Solches formuliert wurde.

Pflanzenheilkunde und Homöopathie

In dem zuvor Beschriebenen werden einige deutliche Parallelen zum homöopathischen Verständnismodell erkennbar. Nicht nur die Homöopathie, sondern auch die humoral orientierte Pflanzenheilkunde basiert (u. a.) auf dem Vorhandensein von »Information« als nicht-materiellem Wirkprinzip ihrer Heilmittel. Für die Anwendung im Sinne der klassischen Homöopathie wird die in der Ausgangssubstanz vorhandene Information im Verlauf des Dynamisierungsprozesses stufenweise »herausgearbeitet« und materiell von der Ausgangssubstanz getrennt, indem sie auf ein neutrales Trägermedium übertragen wird. In pflanzlichen Medikamenten hingegen liegt die durch die Pflanze repräsentierte Wirkinformation in der »Urform« vor, evtl. modifiziert durch die Zubereitungsart.

In der humoralpathologischen Pflanzenheilkunde werden häufig Präparate in niedrigen Potenzstufen verordnet (D1–D4). Dies hat einmal empirische Gründe, weil sich gezeigt hat, dass manche Pflanzen in bestimmten Potenzen besonders wirksam sind (bei der Beschreibung wird in vielen Fällen darauf hingewiesen). Andererseits sind einige Pflanzen so toxisch, dass sie erst ab D3/4 relativ gefahrlos anwendbar sind. Diese Pflanzen unterliegen aus eben diesen Gründen meist der Verschreibungspflicht (z. B. Atropa belladonna, Digitalis purpurea, Hyoscyamus niger, Mandragora officinarum).

Die humoralpathologische Anwendung homöopathischer Niedrigpotenzen erfolgt nicht nach den Regeln der klassischen Homöopathie, sondern gemäß der humoralpathologischen Pathophysiologie. Joachim Broy hat dafür den Begriff der »*funktionellen Homöopathie*« geprägt. Die funktionelle Homöopathie arbeitet (soweit Mittel pflanzlichen Ursprungs verwendet werden) in einem »Übergangsbereich« zwischen Pflanzenheilkunde und Homöopathie.

Obwohl die traditionelle Pflanzenheilkunde die homöopathischen Arzneibilder nicht kannte, ist es in unserer Zeit dennoch sinnvoll, diese in das Studium einzubeziehen, wenn man das Wesen und die Wirkkräfte einer Pflanze umfassend kennenlernen möchte.

Es ist faszinierend zu beobachten, wie stark das Wirken der humoralen Qualitäten einer Pflanze sich in ihrem homöopathischen Arzneimittelbild widerspiegelt. Man muss nur bereit sein, die verschiedenen »Interpretationsebenen« miteinander zu verknüpfen – es eröffnen sich daraus stark erweiterte Horizonte!

Persönliche Anmerkung:
Auch mir wurde während meiner Ausbildung zum HP der Eindruck vermittelt, tiefgreifende konstitutionelle Wirkungen, die auch die »feinstofflichen« und miasmatischen Bereiche des Menschen ansprechen, könnten ausschliesslich die homöopathische n Hochpotenzen entfalten.
Die Arbeit mit Pflanzen hat mir jedoch immer wieder gezeigt, dass dies nur ein Teil der Wahrheit ist. Wenn eine Pflanze zu der Gesamtsituation eines Menschen passt, ist sie durchaus in der Lage, Wirkungen zu entfalten, die dem hochpotenten »Simile« in nichts nachstehen.
»Entscheidend ist, dass das Mittel stimmt – die Potenz hat untergeordnete Bedeutung …«, diese Erkenntnis eines alten Kollegen bestätigt sich immer wieder.

Einzelpflanzen oder Mischungen?

Der Behandler wird sich immer wieder entscheiden müssen, ob er einzelne Pflanzen, oder Mischungen aus verschiedenen Pflanzen verschreibt.
Es gibt hierbei keine allgemeingültigen Regeln. Jede Behandlerin und jeder Be-

handler wird im Laufe der Zeit den eigenen Weg finden.

Die traditionelle Heilkunde arbeitet häufig mit Mischungen aus Pflanzen, die sich in ihrer Wirkung ergänzen. In Mischungen ist es sinnvoll, nicht mehr als fünf Drogen miteinander zu kombinieren. Eine zu große Anzahl verschiedener Arzneibestandteile kann zu einer »Reizüberflutung« des Organismus führen, weshalb dieser nicht mehr mit einer sinnvollen systemischen (Heilungs-)reaktion antworten kann. Folge: Die gewünschte Wirkung bleibt aus.

Kombination mit anderen Therapieverfahren

Eine humoralpathologisch orientierte Pflanzenheilkunde kann mit nahezu allen naturheilkundlichen Therapieverfahren kombiniert werden.

Es ist aber darauf zu achten, dass sich die humoralen Qualitäten der verschiedenen Verfahren nicht widersprechen, d. h. sich in der Wirkung gegenseitig behindern bzw. aufheben.

Da auch sie einen humoralen Wirkansatz haben, stellen die klassischen Aus- und Ableitungsverfahren (»Aschner-Methoden«) eine hervorragende Ergänzung zur Pflanzenheilkunde dar.

Trockenes Schröpfen
Tonisierende, erwärmende und besaftende Wirkung.
Erhöht das Sanguis-Potential des Gewebes.

Blutiges Schröpfen
Säfteausleitende, schwächende, kühlende Wirkung.
Senkt das Sanguis-Potential des Gewebes.

Baunscheidtverfahren*
Sanft tonisierende, pathologisches Phlegma ableitende Wirkung.
Neutrale Wirkung auf das Energiepotential des Gewebes.

Aderlass
Senkt das Sanguis-Potential im ganzen Körper.
Korrigiert dyskratische Zustände aller Säfte.

Blutegel
Leiten lokale Blutstauungen aus.
Korrigieren dyskratische Zustände aller Säfte.

Cantharidenpflaster
Stark ausleitende Wirkung, bes. auf pathologisches, scharfes Phlegma, aber auch gelb- und schwarzgallige Säfte.

Rezeptvorschlag für ein quaddelbildendes Baunscheidtöl:

Histamindihydrochlorid	1.3
Ol. Caryophylli	20.0
Ol. Juniperi	15.0
Tct. Fumariae	10.0
Isopropanol 70%	ad 150.0

M. f. dil.
DS: »Baunscheidtöl« – Äußerlich
Vor Gebrauch gut schütteln!

Allgemeine Anwendungskriterien

Für viele Pflanzen lassen sich allgemeingültige Angaben bezüglich Zubereitung und Dosierung zusammenfassen, die in den nachfolgenden Beschreibungen der einzelnen Pflanzen nicht nochmals aufgeführt sind.

---

* Dies gilt für die heute übliche Form des Baunscheidtverfahrens mit einem histaminhaltigen Öl.

Besonders erwähnt werden nur Abweichungen von den Standardkriterien, die sich aus spezifischen Besonderheiten, oder evtl. Toxizität der einzelnen Pflanze ergeben. Ansonsten gelten folgende Standardwerte:

Wässrige Auszüge

Infus	1 gehäufter Teelöffel der getrockneten Droge pro 0,25 l Wasser (große Tasse) 5 Min. abgedeckt ziehen lassen, dann abseihen. Die Zubereitung als Infus eignet sich für Blätter und Blüten, sowie für gequetschte Früchte/Samen.
Dekokt	1 gehäufter Teelöffel der getrockneten Droge pro 0,25 l Wasser. 3–10 Min. (in einigen Fällen bis 20 Min.) abgedeckt bei schwacher Hitze sanft köcheln lassen. Die Zubereitung als Dekokt eignet sich für Rinden und Wurzeln.
Mazereration (Kaltauszug)	1 gehäufter Teelöffel der getrockneten Droge pro 0,25 l Wasser mit kaltem Wasser ansetzen und über 6–8 Stunden ausziehen. Ein Kaltauszug kann kalt getrunken werden, oder zuvor auf angenehme Trinktemperatur erwärmt werden. Die Zubereitung als Mazerat eignet sich für Blätter und Blüten.
Kombiniertes Verfahren (KV)	Das kombinierte Verfahren bietet die Möglichkeit, Drogen in Mischungen miteinander einzusetzen, die unterschiedliche optimale Zubereitungsformen haben, d. h. bei Zubereitung mit dem KV lassen sich alle Drogen miteinander kombinieren, soweit dem aus anderen Gründen nichts entgegensteht (z. B. gegensätzliche humorale Qualitäten, Kontraindikationen). Allerdings ist die Zubereitung so kompliziert, dass es fraglich ist, ob und wie lange ein Patient zu diesem Aufwand bereit ist. Die Drogenmenge, die für zwei Tassen Wasser bestimmt ist, wird mit nur einer Tasse Wasser über 6-8 Stunden kalt ausgezogen. Nach dem Absehen wird die mazerierte Droge mit einer weiteren Tasse Wasser zum Infus oder Dekokt verwendet. Nach Abkühlung wird der Kaltauszug mit dem Infus/Dekokt gemischt und getrunken.

Für Infus eignen sich hervorragend die handelsüblichen Teefilter-Beutel aus Papier, die auf einen dazu passenden Kunststoffhalter geklemmt werden. Dekokte und Mazerationen, die vor der Einnahme erwärmt werden sollen, werden am besten in einem Emaille- oder Edelstahlkochtopf angesetzt und nach der Zubereitung durch ein Sieb abgeseiht.

Tinkturen und Fluidextrakte

Wenn bei den einzelnen Pflanzen nichts anderes angegeben, gelten die folgenden Standarddosierungen:

> Erwachsene: 3 x täglich 25–30 Tropfen
>
> Kinder: 3 x täglich 5–10 Tropfen (bis 10 Jahre)
> 3 x täglich 10–20 Tropfen (ab 10 Jahre)

Die homöopathischen Urtinkturen (∅) werden wie Tinkturen dosiert.

Ätherische Öle

Sie werden meist als Zusatz zu Tinkturenmischungen oder Sirup verwendet: 5–10 Tropfen auf 100 gr. der Basisflüssigkeit.
Zu Einreibungen verwendet man Lösungen mit 10% Anteil an ätherischen Ölen. Bei Einreibungen mit konzentrierten ätherischen Ölen (z. B. Eukalyptusöl, Menthol, Olbas …) sollten nur einzelne Tropfen verwendet werden.
Zu Inhalationen und Kopfdampfbädern verwendet man nur 1–2 Tropfen des ätherischen Öles pro Anwendung in der notwendigen Menge Wasser.

> *Cave:*
> Säuglinge und Kleinkinder sollten wegen der Gefahr der Hyperventilation kein Menthol und Eukalyptusöl bekommen, auch nicht als externe Anwendung.

Einnahmezeiten

Bitterstoffdrogen und ihre Zubereitungen sollten 15–30 Minuten vor dem Essen eingenommen werden.
Drogen, die schwer magenverträglich sind (z. B. Aesculus hipp., Arnica mont., Tropaeolum majus), nach dem Essen. Gleiches gilt auch, wenn ein »empfindlicher Magen« oder individuelle Unverträglichkeiten vorliegen.

Zum Thema »Inhaltsstoffe« der Pflanzen

Es wurde bei der Erstellung dieses Buches bewusst *auf die Angabe der Inhaltsstoffe bei den einzelnen Pflanzen verzichtet*. Dies hat zwei *Hauptgründe*:
1. Es gibt bereits eine Fülle hervorragender Phytotherapiebücher, die dieses Thema ausführlich behandeln.
2. Die Inhaltsstoffe geben über die humoralen Qualitäten und das Wirkspektrum der Pflanze nur rudimentäre Informationen. Jede Pflanze entfaltet ein wesentlich weiteres Wirkungsspektrum, als dies aus den analysierten Inhaltsstoffen (die bekanntlich nur einen kleinen Teil der gesamten Inhaltsstoffe darstellen), abzuleiten ist

2 Die Heilpflanzen nach humoral-pathologischen Aspekten

Erläuterungen zu dem folgenden Heilpflanzen-Teil

Deutsche Namen	Heute übliche Pflanzennamen, in einigen Fällen auch abweichende »alte« Namen.
Apothekenübliche Drogen/ Zubereitungsformen	Apothekenübliche Drogen und Galenika. Weitere Pflanzenteile und Zubereitungsformen sind u. U. über den Fachhandel (z. B. Kräuterhäuser) erhältlich.
Humorale Qualität	Wärme/Kälte bzw. Feuchtigkeit/Trockenheit mit den Gradangaben (1.–4. Grad). Beispiel: w 2 / t 3 bedeutet: warm im 2. und trocken im 3.Grad. Für einige Pflanzen sind keine Gradangaben verfügbar.
Wirkungskriterien	In der traditionellen Literatur aufgeführte grundsätzliche Wirkungen der Pflanze.
Säftebezug	Spezifische Wirkung der Pflanze auf die humoraleSituation.
Indikationen	Traditionelle und heute übliche Anwendungsgebiete der Pflanze.
Kontraindikationen/ Vorsichtsmaßnahmen	Gefahrenpotential der Pflanze.
Anwendungsmöglichkeiten	Optimale Zubereitungsform der Droge. Sinnvolle Spezialanwendungen.
Monopräparate	Von der Pharmaindustrie angebotene Präparate, die ausschließlich die behandelte Pflanze als Wirkstoff beinhalten. *Kein Anspruch auf Vollständigkeit!*
Besonderheiten	Interessante Zusatzinformationen aus verschiedenen Bereichen. Hier werden auch bewährte Rezepturen mit der Pflanze aufgeführt.
Konstitutionstherapie	Hier werden die Konstitutionstypen (Typologie gemäß Joachim Broy) erwähnt, bei denen die Pflanze eine konstitutionell stabilisierende Wirkung entfaltet.
Augendiagnostische Hinweiszeichen	Iridologische Phänomene, die den Einsatz der Pflanze nahelegen.
Präparatehinweis	Sinnvoll kombinierte Komplexpräparate, die die Pflanze als Bestandteil haben. *Kein Anspruch auf Vollständigkeit!*

Einige Kriterien in der Tabelle sind nicht für jede Pflanze verfügbar und daher nicht immer aufgeführt.

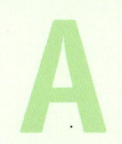

● *Achillea millefolium*

Deutsche Namen	**Schafgarbe, Achilleskraut, Tausendblatt**
Apothekenübliche Drogen/ Zubereitungsformen	Herba Millefolii Flores Millefolii Extr. Millefolii fluid. Tinct. Millefolii ∅, Homöopathische Potenzen Spagyrische Zubereitungen
Humorale Qualität	w 2 / t 2
Wirkungskriterien	Trocknet stark, adstringierend, entzündungshemmend, stillt Flüsse
Säftebezug	Unterstützt und regt das Sanguis-Prinzip an
Indikationen	Appetitlosigkeit, Dyspepsie Akute Gastritis Hämorrhagische Diathese Spasmophilie der Hohlorgane Stabilisiert den weiblichen Zyklus Hypermenorrhoe Choleretisch und cholagog Varikose, Hämorrhoiden Wunden Tonisiert die Blutgefäße bei plethorischen Zuständen.
Anwendungsmöglichkeiten	Droge: Infus (1 gehäufter TL pro 0,25 l Wasser, 5 Min. ziehen lassen) Ext.: Auflagen mit Infus oder zerstoßenen Frischblättern auf frische Wunden Sitzbäder mit Schafgarben-Infus
Besonderheiten	Verbessert die Bekömmlichkeit einer Drogenmischung und harmonisiert deren Wirkung (Pumpe).
Konstitutionstherapie	Hämatogene Konstitution Plethorische Konstitution Endokrin-vegetative Konstitution

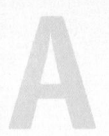

● *Adonis vernalis*

Deutsche Namen	**Adonisröschen, Frühlingsröschen**
	(Von Tabernaemontanus als »Brunet-Rößlein« bezeichnet)
Apothekenübliche Drogen/ Zubereitungsformen	Herba Adonidis vern. Tct. Adonidis
Humorale Qualität	w 2 / t 2
Indikationen	Leichte und mittelschwere Herzinsuffizienz mit cardialen Ödemen. Vegetative Dyskardien (auch infolge einer Hyperthyreose)
Kontraindikationen / Vorsichtsmaßnahmen	Anwendung als Teedroge wegen schlechter Dosierbarkeit und Toxizität nicht üblich.
Anwendungsmöglichkeiten	»Ein Schweißbad von dem Kraut gemacht / treibet den Schweiß gewaltig / und führet die böse kalte Feuchtigkeit aus.« (Tabernaemontanus)
Besonderheiten	In der alten Heilkunde wenig bekannte und beschriebene Heilpflanze. In der russischen Volksheilkunde wird die Droge bei Fieber, Krämpfen, Wassersucht und Menstruationsanomalien verwendet.

● *Aegopodium podagraria*

Deutsche Namen	**Giersch, Geißfuss**
Apothekenübliche Drogen/ Zubereitungsformen	Herba Aegopodii (am wirksamsten frisch) Ø, Homöopathische Potenzen
Humorale Qualität	w / t (Keine Angabe der Grade in der Literatur)

Forts. →

→ *Aegopodium podagraria*

Indikationen	Gicht (»Podagra«), auch Eingeweidegicht Hüftschmerzen »Faule Fieber«
Anwendungsmöglichkeiten	Droge: Infus (1–2 gehäufte TL pro 0,25 l Wasser, 5 Min. ziehen lassen) Wildgemüse (Frühjahrskur!) Frischsaft
Besonderheiten	Beschreibung in der alten Literatur nur sehr rudimentär. Tabernaemontanus vergleicht die Wirkung des Giersch mit der der Imperatoria osthrutium und der Angelica silvestris, allerdings schwächer. Daher gelten einige Wirkungen und Indikationsgebiete dieser Pflanzen auch für den Giersch.
Konstitutionstherapie	Harnsaure Diathese

● *Aesculus hippocastanum*

Deutsche Namen	**Rosskastanie, Saukastanie**
Apothekenübliche Drogen/ Zubereitungsformen	Aesculus ∅ (aus frischen, geschälten Samen) Aesculus hipp. e floribus ∅ (aus frischen Blüten)
Humorale Qualität	w 1 / t 1
Wirkungskriterien	Trocknend, zusammenziehend
Indikationen	Venentonikum: Varikosis, Hämorrhoiden, Pfortaderstau, Abdominalplethora; Akute und chronische Schmerzsyndrome des Rückens, die durch Stauung in den Vertebralvenen entstehen. Arterielle Gefäßspasmen Stoppt Bauchflüsse und übermäßige Menstruationsblutung.

Forts. →

→ *Aesculus hippocastanum*

Kontraindikationen / Vorsichtsmaßnahmen	Schwer magenverträglich: Nach dem Essen einnehmen lassen.
Anwendungsmöglichkeiten	Aesculus wird vorwiegend als Spezialitäten in Mono- und Kombinationspräparaten verwendet.
Monopräparate	Aescorin Kps. (Steigerwald) Aescuven forte (Redel) Noricaven (Bionorica) Reparil (Madaus) Venoplant (Schwabe) Venopyronum forte (Knoll) Venotrulan (Truw)
Besonderheiten	Die alte Literatur weist Aesculus hipp. und Castanea sat. gleiche humorale Qualitäten und Indikationen zu.
Konstitutionstherapie	Plethorische Konstitution Venös-phlegmatische Konstitution

● **Agnus castus** (= *Vitex agnus castus*)

Deutsche Namen	**Mönchspfeffer, Keuschlamm**
Apothekenübliche Drogen/ Zubereitungsformen	Semen Agni casti ∅, Homöopathische Niedrigpotenzen Spagyrische Zubereitungen
Humorale Qualität	w 2 / t 2
Wirkungskriterien	Erwärmend, zusammenziehend
Säftebezug	Erwärmt und leitet rohes Phlegma aus.
Wirkungsansätze und Indikationen	Agnus castus hat zwei Wirkungsansätze: 1. Hormonelle Achse: Hypophyse – Gonaden 2. Lymphsystem

Forts. →

→ *Agnus castus (= Vitex agnus castus)*

	ad 1.: Starker Bezug zum weiblichen Fortpflanzungssystem: Menstruationsanomalien (Dysmenorrhoe, Hypo-, Hypermenorrhoe) Prämenstruelles Syndrom Infertilität (bei Frau und Mann) Abortus imminens Pubertätsakne Zyklusabhängige Migräne Wachstums- und Ausreifungsverzögerungen bei Kindern und Jugendlichen. Fördert die Milchbildung Klimakterische Beschwerden (Alternativmittel zu Cimicifuga) Agnus castus kann adjuvant bei allen Therapien des Endokriniums eingesetzt werden.
	ad 2: Lymphatische Hyperplasie (Große Mandeln, ›Polypen‹, vergrößerte Lymphknoten) Hypertrophe Schleimhäute, bes. des Kopfes Chron. rezidiv. Katarrhe Mastopathia cystica Postoperative Lymphstauungen nach Ablatio mammae.
Anwendungsmöglichkeiten	Semen: Infus (1 gehäufter TL pro 0,25 l Wasser, 5 Min. ziehen lassen) wird selten als Teedroge eingesetzt
Besonderheiten	Die Pflanze wurde von den Mönchen der früheren Zeit angewendet, um das Zölibat zu ertragen.
Konstitutionstherapie	Lymphatisch-hyperplastische Konstitution Endokrin-vegetative Konstitution Skrofulöse Dyskrasie
Augendiagnostische Hinweiszeichen	Schwächezeichen im Hypophysen- und Gonadensektor. Multiple krausenständige Lakunen
Monopräparate	Cefanorm (Cefak); Agnolyt (Madaus); Klimaktosin (Meckel)

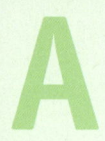

Agrimonia eupatorium

Deutsche Namen	**Odermenning, Ackermenning, Ackerkraut, Leberklette**
Apothekenübliche Drogen/ Zubereitungsformen	Herba Agrimoniae Tct. Agrimoniae ∅, Homöopathische Potenzen Spagyrische Zubereitungen
Humorale Qualität	w 1 / t 2
Wirkungskriterien	Reguliert übermäßige Hitze der Leber adstringierend, reinigend
Säftebezug	Kühlt übermäßig heiße Cholera
Indikationen	Verstopfung von Leber und Milz Chronische Leber- und Galleleiden Aszites Diarrhoe, auch blutig [»Rothe Ruhr« (Dioscorides)] Wunden und Geschwüre an Haut und Mundschleimhaut. Juckende Ekzeme Treibt die Regelblutung Harnverhaltung
Anwendungsmöglichkeiten	Droge: Infus (1 gehäufter TL pro 0,25 l Wasser, 5 Min. ziehen lassen) Ext.: Zerstoßene Blätter mit Schweineschmalz auf schwer heilende Wunden und Geschwüre. Abwaschung mit Infus bei starkem Juckreiz: (1 EL pro 0,25 l Wasser, Infus über 5 Min) Bäder bei Erfrierungsfolgen und ›müden‹ Beinen / Füßen
Besonderheiten	Stillt bei externer Anwendung Juckreiz, ohne die exsudative Ausscheidungsfunktion eines Ekzems zu unterdrücken!
Konstitutionstherapie	Biliäre Konstitution Atonisch-asthenische Konstitution

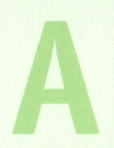

● *Alchemilla vulgaris*

Deutsche Namen	**Frauenmantel, Sinnau**
Apothekenübliche Drogen/ Zubereitungsformen	Herba Alchemillae Tct. Alchemillae ∅, Homöopathische Potenzen Spagyrische Zubereitungen
Humorale Qualität	neutral / t 2–3
Wirkungskriterien	Adstringierend, trocknend, blutverdickend
Säftebezug	Fördert das Sanguis-Prinzip, besonders im Nieren-Funktionskreis
Indikationen	Zyklusstörungen Konzeptionsstörungen (Ovarielle Dysfunktionen) Entzündung der Unterleibsorgane Fluor albus Geburtsvorbereitung und -nachsorge Klimakterische Beschwerden Diarrhoe Anämie, Chlorose Wunden
Anwendungsmöglichkeiten	Droge: Dekokt (1–2 gehäufter TL pro 0,25 l Wasser, 5 Min. kochen lassen) Trinken der »Tautropfen« auf den Blättern Ext: Waschungen, Auflagen, Sitzbäder mit Infus
Konstitutionstherapie	Nephrogene Konstitution Anämische Konstitution Endokrin-vegetative Konstitution

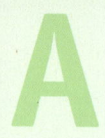

Allium cepa

Deutsche Namen	**Zwiebel, Küchenzwiebel**
Humorale Qualität	w 4 / t 3 Rote Zwiebeln sind wärmer und trockener als weiße.
Wirkungskriterien	Verdünnt die Säfte, leitet aus »Die Zwybeln säubern und eröffnen die Gänge …« (Dioskurides)
Säftebezug	Erwärmt und zerteilt kaltes und zähes Phlegma, bes. in der Brust und im Bauch.
Indikationen	Brustverschleimung mit Enge Appetitlosigkeit Verschleimung des Verdauungstraktes Harntreibend Zwiebelsaft in die Nase: Reinigt den Kopf von rohem Phlegma. Zwiebelsaft ins Ohr: Ohrensausen, Schmerzen (auch: Auflagen mit roher oder glasierter Zwiebel [Zwiebelsäckchen]) Auflagen: Erweicht Abszesse, Furunkel, Geschwülste. Gedünstete oder geröstete Zwiebeln als Auflage bei Lungenentzündung und Halswickel bei Halsentzündungen. Insektenstiche: Quer geschnittene halbe Zwiebel aufdrücken (ganze Ringe!).
Kontraindikationen/ Vorsichtsmaßnahmen	Zustände mit heißer oder scharfer Gelbgalle Zu viel Zwiebeln machen Blähungen und schaden dem Magen.
Anwendungsmöglichkeiten	Homöopathische Potenzen Spagyrische Zubereitungen Externe Anwendungen (s. o.)
Besonderheiten	Temperiert kalte und feuchte Nahrungsmittel Vermehrt die Sekretion der Schleimhäute

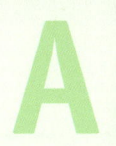

● Allium sativum

Deutsche Namen	**Knoblauch**
Apothekenübliche Drogen/ Zubereitungsformen	Bulbus Allii sativi Tct. Allii sativi ∅, Homöopathische Potenzen Spagyrische Zubereitungen
Humorale Qualität	w 4 / t 4
Wirkungskriterien	Stark erwärmend und trocknend Schützt gegen (Schlangen-)Gifte
Säftebezug	Fördert stark das cholerische Prinzip
Indikationen	Erwärmt den kalten und trocknet den feuchten Magen. Dyspepsie Darmkatarrhe Obstipation Wurmerkrankungen Alter, feuchter Husten Wassersucht Fliessende Hautmale, Geschwüre, Räude und feuchte Schuppen des Kopfes. Wunden Macht eine helle Stimme Treibt Menstruationsblutung und Geburt an Harntreibend Ext.: Ohrenschmerzen, Warzen, Schwielen, Hühneraugen, Wunden, Geschwüre
Kontraindikationen / Vorsichtsmaßnahmen	»Ist den hitzigen Naturen nicht zum Besten« Gleiches gilt für hitzige Krankheiten
Anwendungsmöglichkeiten	Am wirksamsten ist der Genuss von 1–2 Knoblauchzehen mit der Nahrung.
Besonderheiten	Vaginale Applikation einer Knoblauchzehe bei Fluor albus. »Geruchlose« Knoblauchpräparate sind weitgehend wirkungslos, weil ein wesentlicher Wirkstoff entfernt wurde.

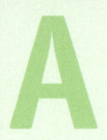

● *Aloe succotrina / barbadensis / capensis*

Deutsche Namen	**Aloe**
Apothekenübliche Drogen/ Zubereitungsformen	Aloe capensis (Getrockneter Saft) Extr. Aloes aquos. sicc. Extr. Aloes fluid. Tct. Aloes ∅, Homöopathische Potenzen Spagyrische Zubereitungen
Humorale Qualität	w 2 / t 2
Wirkungskriterien	Zusammenziehend, purgierend Tonisiert die Hohlorgane des Bauchraums.
Säftebezug	Purgiert die Gallen und den Schleim über den Darm
Indikationen	Treibt den Stuhlgang Reinigt und stärkt den Magen Erwärmt die kalte Leber Zerteilt die Gelbsucht. Emmenagogum Ext.: Wunden, Ekzem »In Summa / Aloe ist nutz und gut für alle bösen Fisteln und fließenden Schäden / sonderlich im Munde und heimlichen Orten.« (Tabernaemontanus)
Kontraindikationen/ Vorsichtsmaßnahmen	Schwangerschaft Dürre melancholische Menschen, bes. Alte sollten Aloe vorsichtig einsetzen: Missbrauch als Laxans führt rasch zur Gewöhnung.
Monopräparat	Rheogen Drg. (Robugen)
Konstitutionstherapie	Plethorische Konstitution

● *Althaea officinalis*

Deutsche Namen	**Eibisch, Samtpappel, Heilwurz, Weisse Malve**
Apothekenübliche Drogen/ Zubereitungsformen	Radix Althaeae Folia Althaeae Sirup. Althaeae ∅, Homöopathische Potenzen Spagyrische Zubereitungen
Humorale Qualität	w 1–2 / f 1–2
Wirkungskriterien	Befeuchtet und beruhigt trockene Schleimhäute Erweicht, zerteilt Lindert Hitze und Schmerzen
Säftebezug	Kühlt überhitzte Gelbgalle
Indikationen	Trockener Husten Akute Gastritis Blasen- und Nierenleiden mit Dysurie Nierensteine (fördert den Abgang) Hartnäckige Wunden und Geschwüre, Furunkel, Karbunkel. Hitzige Geschwülste Diarrhoe, Rote Ruhr, Blutspeien
Anwendungsmöglichkeiten	Radix: Kaltauszug (1 gehäufter TL / 0,25 l Wasser, über Nacht ziehen lassen) Folia: Dekokt (1 TL – 1 EL , auch zum Gurgeln)
Monopräparat	Eibisch Sirup (Steigerwald)
Besonderheiten	»..., und treibt alles heraus, was nach der Geburt natürlicherweise ausgeschieden werden soll.« (Dioskurides)

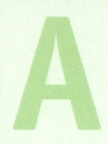

● *Ammi visnaga*

Deutsche Namen	**Bischofskraut, Zahnstocherammei, Khella**
Apothekenübliche Drogen/ Zubereitungsformen	Frct. Ammeos visnagae Extr. Ammi visnagae fluid. ∅, Homöopathische Potenzen Spagyrische Zubereitungen
Humorale Qualität	w 3 / t 3
Wirkungskriterien	Fördert Coctio Ablösend, zerteilend, reinigend Löst Spasmus der Hohlorgane, spez. der Arterien
Indikationen	Ständige Magen- und Darmspasmen Dysmenorrhoe Stenocardie Asthma bronchiale Lindert Schmerzen, die durch Kälte verursacht sind.
Kontraindikationen/ Vorsichtsmaßnahmen	»So man aber dessen zu viel braucht / machet er ein blöde und bleiche Farb.« (Tabernaemontanus)
Monopräparate	Carduben Kps. (Madaus) Steno–Loges Tropfen (Loges)
Besonderheiten	Samen als wohlschmeckendes Gewürz zu Fleisch und Fisch, aber auch im Brot Als Teedroge unüblich
Konstitutionstherapie	Spasmophile Diathese

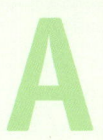

● *Angelica archangelica*

Deutsche Namen	**Angelika, Engelwurz, Erzengelwurz, Brustwurz**
Apothekenübliche Drogen/ Zubereitungsformen	Rad. Angelicae Sem. Angelicae Tct. Angelicae Ol. Angelicae aeth. ∅, Homöopathische Potenzen Spagyrische Zubereitungen
Humorale Qualität	w 3 / t 2
Wirkungskriterien	Erwärmend, trocknend, eröffnend
Säftebezug	Fördert die Coctio des rohen Blutes und Schleims: Vervollkommnet die Sanguis-Bildung. Verflüssigt zähen, rohen Schleim »Gegen alle schlechten Feuchtigkeiten« »Blut und Pneuma kehren an ihren Ort zurück«
Indikationen	Treibt zähen Schleim und schädliche Materie aus dem Magen. Sodbrennen des kalten Magens Appetitlosigkeit Krampfartige Bauchschmerzen (»Grimmen«) Treibt Blähungen Kalte Verstopfung der Leber Herzschwäche, wenn Kälte die Ursache der Schwäche ist. Alle kalten Krankheiten der Brust und Lunge: Reinigt von zähem Schleim. Alter, hartnäckiger Husten Seitenstechen Harnträufeln Fördert Menstruationsblutung Hilft bei schwerer Geburt Zerteilt innerliche Geschwülste Erwärmt und stärkt das Hirn, bewahrt vor Schlaganfall. Lähmungen: Bäder in Infus aus Angelika-Samen (Bei dieser Indikation sollte vorteilhafterweise der Samen von Angelica silvestris verwendet werden.)

Forts. →

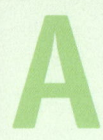

→ Angelica archangelica

Anwendungsmöglichkeiten	Droge: Kaltauszug (1 gehäufter TL / 0,25 l Wasser, über Nacht ziehen lassen) Ext.: Infus (2 EL / 1 l Wasser, 10 Min. ziehen lassen, als Badezusatz bei schlaffen Lähmungen aller Art, mit Sem. Angelicae silv.)
Konstitutionstherapie	Phlegmatisch-venöse Konstitution Gastrische Konstitution

● *Arctium lappa*

Deutsche Namen	**Große Klette, Kleberwurzel**
Apothekenübliche Drogen/ Zubereitungsformen	Radix Bardanae Fol. Bardanae Tct. Bardanae Ol. Bardanae Arctium lappa $\varnothing$, Homöopathische Potenzen Spagyrische Zubereitungen
Humorale Qualität	k / t (Keine Angabe der Grade in der Literatur) Kleine Kletten: w / t
Wirkungskriterien	Zusammenziehend, kühlend, schweißtreibend, harntreibend
Indikationen	Brustverschleimung: Löst Eiter und Blut Ekzeme, Kopfschuppen Harnsteine (bes.: pulverisierter Klettensamen in Wein) Ruhr Gliederschmerzen (Klettenblätter auflegen) Milzschwellung Harte Geschwülste

Forts. →

→ *Arctium lappa*

Anwendungsmöglichkeiten	Radix: Kaltauszug (1 gehäufter TL / 0,25 l Wasser, Dekokt oder über Nacht ziehen lassen)
	Ext.: Auflagen mit Klettenblättern (alte Verletzungen und Ausschläge) Bäder mit Zusatz von Klettenkraut bei Nierensteinen.
Besonderheiten	Wurzel: »Reitzet zu den ehelichen Wercken« (Tabernaemontanus)

● *Arctostaphylos uva – ursi*

Deutsche Namen	**Bärentraube**
Apothekenübliche Drogen/ Zubereitungsformen	Fol. Uvae ursi Tct. Uvae ursi Extr. Uvae ursi fluid. Ø, Homöopathische Potenzen Spagyrische Zubereitungen
Humorale Qualität	k 2 / t 2 (Siehe unter Besonderheiten)
Indikationen	Heute: Infekte der ableitenden Harnwege (Siehe unter Besonderheiten)
Kontraindikationen/ Vorsichtsmaßnahmen	Kann Nierenreizungen hervorrufen, daher nicht länger als eine Woche einsetzen
Anwendungsmöglichkeiten	Droge: Kaltauszug (1 gehäufter TL / 0,25 l Wasser, über Nacht ziehen lassen)
Monopräparate	Arctuvan N (Klinge) Cystinol akut (Scharper & Brümmer) Uvalysat (Ysatfabrik)

Forts. →

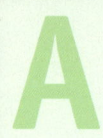

→ *Arctostaphylos uva – ursi*

Besonderheiten	Die Pflanze hat in der traditionellen Heilkunde einen geringen Stellenwert. Sie wird bei Tabernaemontanus neben der Heidelbeere (Vaccinium myrtillus) beschrieben, mit der sie viele therapeutische Eigenschaften gemeinsam hat.
	Alternativ können bei Zystitis auch die Blätter der Heidelbeere (Fol. Myrtilli) verwendet werden: Kaltauszug (1–2 TL pro 0,25 l Wasser, über Nacht ziehen lassen) Diese haben den Vorteil, besser verträglich zu sein und unabhängig vom pH–Wert des Urins zu wirken.

● *Arnica montana*

Deutsche Namen	**Arnika, Bergwohlverleih, Wohlverleih, Wundkraut**
Apothekenübliche Drogen/ Zubereitungsformen	Flor. Arnicae Rad. Arnicae Extr. Arnicae e flor. fluid. Tct. Arnicae Ol. Arnicae ∅, Homöopathische Potenzen Spagyrische Zubereitungen
Humorale Qualität	Blüte: w 3 / t 3 Kraut und Wurzel: w 2 / t 2
Wirkungskriterien	Erwärmend, trocknend, zusammenziehend, verdünnend
Säftebezug	Steigert deutlich die Wärme des Blutes, was einen starken tonisierenden Reiz auf den Gefäßtonus und das blutbewegende System darstellt.

Forts. →

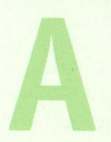

→ *Arnica montana*

Indikationen	Stumpfe Verletzungen, bes. der Muskulatur: Hämatome, Prellungen, Verstauchungen, Quetschungen, Frakturödeme. Auch Folgen von muskulärer Überanstrengung Mangelnder Gefäßtonus (arteriell und venös) »Blutverteilungsstörungen«: Kongestionen in einzelnen Körperteilen (bes. Kopf → Apoplexie: Prophylaktikum und Therapeutikum). Kongestiver Schwindel Adynamie des Herzens, Altersherz (»zitterndes Herz«). Blähungen des Dames: Eröffnet die Verstopfung des Darmes.
Kontraindikationen/ Vorsichtsmaßnahmen	Vorsicht bei hyperkinetischen Herzsyndromen: Arnika kann die Symptomatik verschlimmern! Kein Arnika-Infus bei empfindlichem Magen!
Anwendungsmöglichkeiten	Intern: Infus (1 gehäufter TL pro 0,25 l Wasser, 5 Min. ziehen lassen), p. c.
	Extern: 1 EL pro 0,25 l Wasser, Infus Auflagen mit verdünnter Arnika-Tinktur
Besonderheiten	Die häufig erwähnten »Arnika-Allergien« sind meist auf die Eier der Arnika-Fliege zurückzuführen, die in den Böden vieler Arnikablüten abgelegt wurden.
	Die gesamte Pflanze steht unter Naturschutz und darf in freier Natur nicht geerntet werden.
	Bei Tabernaemontanus findet man die Pflanze unter dem Namen Damassonium Dioscoridis (von Lucianskraut).
Konstitutionstherapie	Hämangiotische Konstitution Atonisch-asthenische Konstitution

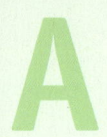

● *Artemisia abrotanum*

Deutsche Namen	**Eberraute, Eberreis, Stabwurz**
Apothekenübliche Drogen/ Zubereitungsformen	Hb. Abrotani ∅, Homöopathische Potenzen Spagyrische Zubereitungen
Humorale Qualität	w 3 / t 3
Wirkungskriterien	Erwärmend, trocknend, zerteilend, ablösend, reinigend, erweichend, eröffnend, leicht adstringierend
Säftebezug	Unterstützt die Kochung von rohem Phlegma zum vollendeten Sanguis. Verzehrt übermäßige Feuchtigkeit
Indikationen	Konstitutionsmittel bei Skrofulose (bes. des Darms) Fördert den Abfluss der Lymphe in der Darmmucosa Schwerer Atem mit Herzschwäche durch Kälte in den Lungen Eröffnet die Harnwege, regt Harnbildung an Fördert Menstruationsblutung, beendet aber auch eine zu langdauende Menstruation Erwärmt die kalte Gebärmutter und die Geburtswege Verhütet Schlaganfall Treibt Würmer aus Schwindel, der durch Kälte entsteht Erwärmt den kalten Magen und verzehrt übermäßige Feuchtigkeit im Leib, durch die Bauchschmerzen und Blähungen entstehen Externe Anwendung: Förderung von Haar- und Bartwuchs Als Gurgelmittel bei Angina tonsillaris Geschwülste der weiblichen Brust Hitzige Geschwülste der Augen (Auflage)

Forts. →

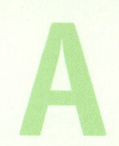

→ *Artemisia abrotanum*

Anwendungsmöglichkeiten	Intern: Infus (1 gehäufter TL/0,25 l Wasser, 5 Min. ziehen lassen) Extern: 1 EL pro 0,25 l Wasser, Infus
Konstitutionstherapie	Lymphatisch-hyperplastische Konstitution Exsudative Diathese Skrofulöse Dyskrasie

● *Artemisia absinthium*

Deutsche Namen	**Wermut, Absinth, Bitterer Beifuß**
Apothekenübliche Drogen/ Zubereitungsformen	Hb. Absinthii Tct. Absinthii Extr. Absinthii fluid. Ol. Absinthii aeth. ∅, Homöopathische Potenzen Spagyrische Zubereitungen
Humorale Qualität	w 1 / t 3
Wirkungskriterien	Wärmend, trocknend, zerteilend, verdünnend, adstringierend, stärkend
Säftebezug	Zerteilt und leitet dicken Schleim aus (bes. Lungen). Reinigt den Magen und die Leber von den Gallen und führt sie durch den Stuhlgang aus.
Indikationen	Erwärmt und stärkt den kalten, schwachen Magen und die Leber (Bei allen kalten Krankheiten von Magen und Leber ist der Wermut erste Wahl). Eröffnet die verstopfte Leber Vertreibt die Gelb- und Wassersucht durch viel »böse« Feuchtigkeit der Leber und Milz. Appetitlosigkeit Würmer

Forts. →

→ *Artemisia absinthium*

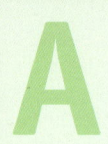

	Schwerer Atem durch Feuchtigkeit in der Lunge, lässt gut abhusten. Treibt die Menstruationsblutung
Kontraindikationen/ Vorsichtsmaßnahmen	Schwangerschaft
Anwendungsmöglichkeiten	Droge: Infus (1 gehäufter TL pro 0,25 l Wasser, 5 Min. ziehen lassen) oder Kaltauszug. Ol. Absinthii aeth.: 2–5 Trpf. pro Dosis
Besonderheiten	»… das in Warheit auch den zornigen und bösen gallsüchtigen Weibern ein überaus gute Arzney wäre / die ihren Leib mit stätigem Zornen von überlauffener Gallen kräncken / und in mancherley Krankheit und Gefahr bringen / welche Mängel dann ohn sonderlichen großen Kosten leitlich können gewendet / und hinweg genommen werden.« (Tabernaemontanus)

● *Artemisia vulgaris*

Deutsche Namen	**Beifuß, Wilder Wermut, Gänsekraut**
Apothekenübliche Drogen/ Zubereitungsformen	Hb. Artemisiae Tct. Artemisiae ∅, Homöopathische Potenzen Spagyrische Zubereitungen
Humorale Qualität	w 3 / t 2
Wirkungskriterien	Erwärmend, trocknend, verdünnend, durchdringend und zerteilend
Säftebezug	Erwärmt, zerteilt und verdünnt zähes kaltes Phlegma.

Forts. →

→ *Artemisia vulgaris*

Indikationen	Eröffnet die Gebärmutter und regt die Menstruationsblutung an. Erleichtert die Geburt: fördert die Austreibung des Kindes und der Placenta. Dysmenorrhoe Gebärmuttersenkung Reinigt die Lunge von zähem Schleim und mildert den Husten. Regt die Harnbildung an, säubert die Niere und die Blase. Treibt heftig Nierensteine aus, fördert deren Auflösung. Verstopfung von Leber und Milz, die ihre Ursache in Kälte hat (Gute Kombination mit Absinthium, Scolopendrium und Centaurium). Gelbsucht Aszites Stillt Brechreiz Gichtige Entzündungen Versuchsweise bei Epilepsie (Bes. genuine Formen)
Anwendungsmöglichkeiten	Droge: Infus (1 gehäufter TL pro 0,25 l Wasser, 5 Min. ziehen lassen) In der alten Literatur wird Artemisia für vielfältige externe Anwendungen empfohlen.
Besonderheiten	Beifuß ist ein wichtiges Küchengewürz, um fette Enten- oder Gänsebraten verträglicher zu machen
Konstitutionstherapie	Spasmophile Diathese

● *Asa foetida*

Deutsche Namen	**Stink-Asant, Stinkharz, Teufelsdreck**
Apothekenübliche Drogen/ Zubereitungsformen	Asa foetida (Gummiharz der Wurzel) Tct. Asae foetidae Homöopathische Potenzen Spagyrische Zubereitungen

Forts. →

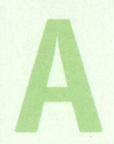

→ *Asa foetida*

Humorale Qualität	w 4 / t 4
Wirkungskriterien	Zerteilend, durchdringend, verzehrend
Säftebezug	Hyperkinetische / spastische Zustände aufgrund zu heißer Cholera (Sekundärwirkung!)
Indikationen	Lässt alles auswerfen, was »böses« in Lunge und Magen ist. Keuchen der Lunge Hypochondrische Zustände: »… dienet wider die Erstickung und Aufstoßen der Mutter«. Hysterische Zustände: Globussyndrom, Erbrechen, … Fördert die männliche Potenz Fallsucht
Anwendungsmöglichkeiten	Heute fast ausschließlich in homöopathischen Niedrig- und Hochpotenzen
Besonderheiten	Stoppt / reduziert unphysiologische Retroperistaltik der Verdauungsorgane (Quelle unbekannt, dies wird aber durch Beobachtungen des Autors in der Praxis bestätigt.)
Konstitutionstherapie	Hämatogene Konstitution Gastrische Konstitution

● *Asparagus officinalis*

Deutsche Namen	**Spargel, Spargen, Gemüsespargel**
Apothekenübliche Drogen/ Zubereitungsformen	Rad. Asparagi ∅, Homöopathische Potenzen Spagyrische Zubereitungen
Humorale Qualität	neutral / t 1–2 (Literaturangaben sehr unpräzise)
Wirkungskriterien	Säubernd, öffnet die innerliche Verstopfung

Forts. →

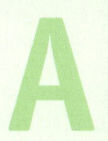

→ *Asparagus officinalis*

Indikationen	Stärkt und eröffnet Magen, Leber und Milz Augenkrankheiten, Kopfschwäche und -schmerzen, die von Magen oder Leber herrühren. Leberbedingte Bauchflüsse, Gelbsucht Brustkrankheiten: Lungen- und Schwindsucht Öffnet die Nieren: Harnwinde, Nierensteine (harntreibend) Rücken- und Hüftschmerzen
Anwendungsmöglichkeiten	Droge: Infus (1 gehäufter TL pro 0,25 l Wasser, 5 Min. ziehen lassen) Spargel wird heute vorwiegend als Gemüse verwendet, sollte aber aufgrund seiner spezifischen Wirkungen gezielt in die Diätverordnungen integriert werden.
Präparatehinweis	Asparagus P (Plantina) (= Spargel und Petersilienwurzel)
Besonderheiten	»Ist ein lieblich Speiß für die Müßiggänger / doch stetigs genossen / schwächets die gebährende Natur.« (Lonicerus)

● *Asperula odorata* (= *Galium odorata*)

Deutsche Namen	**Waldmeister, Leberkraut, Sternleberkraut, Hertzfreud**
Apothekenübliche Drogen/ Zubereitungsformen	Hb. Asperulae (Hb. Galii odoratae) ∅, Homöopathische Potenzen Spagyrische Zubereitungen
Humorale Qualität	k 1 / t 2 Das frische Kraut ist neutral temperiert.
Wirkungskriterien	Sanft kühlend, trocknend, reinigend, eröffnend, resolvierend

Forts. →

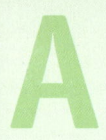

→ Asperula odorata (= Galium odorata)

Säftebezug	Dämpft das überschießende cholerische Prinzip
Indikationen	Eröffnet die verstopfte Leber (und Milz) Alle hitzebedingten Leberkrankheiten, Gelbsucht Erfrischt und stärkt die erhitzte, schwache Leber Pfortaderstauung Hitzige Geschwüre (Auflagen mit Asperula) Hypermenorrhoe / Dysmenorrhoe Schlafstörungen Ischämischer Kopfschmerz
Kontraindikationen/ Vorsichtsmaßnahmen	Überdosierung kann zu Kopfschmerzen führen
Anwendungsmöglichkeiten	Droge: 1 gehäufter TL / 0,25 l Wasser, Kaltauszug über Nacht Auszüge in Wein Ext.: Auflagen, Umschläge
Besonderheiten	»… ist fast dienlich für alle Krankheiten / so von Hitz kommen / dazu gebraucht / dann es kühlet sänfftiglich / und ist temperiert in seiner Komplexion.« (Lonicerus)

● Atropa belladonna

Deutsche Namen	**Tollkirsche, Wald-Nachtschatten, Dollkraut**
Apothekenübliche Drogen/ Zubereitungsformen	Vorsicht, giftig! Fol. Belladonnae. Max.- Dosis: 0,2 g pro Dosis / 0,6 g pro Tag Rad. Belladonnae Max.- Dosis: 0,2 g pro Dosis / 0,6 g pro Tag Tct. Belladonnae Max.- Dosis: 1,0 g pro Dosis / 3,0 g pro Tag

Forts. →

→ *Atropa belladonna*

	Extr. Belladonnae sicc.	0,05 g pro Dosis
	Max.- Dosis:	0,15 g pro Tag
	∅, Homöopathische Potenzen In der homöopathischen Zubereitung wird verwendet: Belladonna e fructibus immaturis Belladonna e fructibus maturis Belladonna e radice Belladonna e seminibus oder das Alkaloid Atropinum sulfuricum	
	Spagyrische Zubereitungen	
	Alle Belladonna-Drogen und Zubereitungen unter D4 sind *verschreibungspflichtig!* Apothekenpflichtig sind Potenzstufen ab D4 oder adäquate Verdünnungen in Mischungen.	
Humorale Qualität	K 2 – 3 / t 2	
Säftebezug	Kühlt das überhitzte cholerische Prinzip	
Indikationen	Geschwüre an Magen und Darm (»cholerischer Magen«) Spasmen und Koliken von allen Hohlorganen Leberentzündung Akute Gicht Hitzebedingte Geschwülste Kopfschmerzen durch Hitze Heftige Fieber Parkinsonismus (Die alte Literatur empfiehlt externe Auflagen bei allen Indikationen)	
Kontraindikationen/ Vorsichtsmaßnahmen	Bei Überdosierung tödlich giftig! Macht heftigste Erregungszustände oder tiefen Schlaf.	
Anwendungsmöglichkeiten	Aus Vorsichtsgründen nur in homöopathischen Potenzen ab D4!	

Forts. →

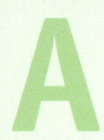

→ *Atropa belladonna*

Besonderheiten	»… man soll aber dessen nicht zu viel einnemmen / auch ausserhalb nicht / denn es löschet zwar und heilet / aber nicht von Grund herauß / sondern treibet zurück in Leib / darauß grosser Schaden offt entstehet.« (Tabernaemontanus)
Konstitutionstherapie	Spasmophile Diathese

● *Avena sativa*

Deutsche Namen	**Hafer**
Apothekenübliche Drogen/ Zubereitungsformen	Stramentum Avenae sativae Tct. Avenae sativae ∅, Homöopathische Potenzen Spagyrische Zubereitungen
Humorale Qualität	Stramentum: k 2 / t 2 Frct.: w 2 / t 2 (Der Unterschied ist wichtig in der diätetischen Anwendung!)
Wirkungskriterien	Trocknend, stopfend, mäßig zerteilend
Säftebezug	Dämpft das überschießende cholerische Prinzip
Indikationen	Krankheiten, die durch Hitze hervorgerufen werden: Kopfschmerzen Augenkrankheiten Schwindel Bauchflüsse Sodbrennen Grind der Kinder (Bäder in Haferstroh) Unruhezustände, Schlaflosigkeit.

Forts. →

→ *Avena sativa*

Anwendungsmöglichkeiten	Intern: Vorzugsweise ⌀ oder homöopathische Niedrigpotenzen. Stramentum: Dekokt (1 gehäufter TL / 0,25 l Wasser, über 10 Min.) Extern: Stramentum: 500–1000 g mit 3 Liter Wasser $^1/_2$ Std. kochen, Absud dem Badewasser zusetzen. Auflagen, Packungen mit Haferflocken oder -mehl
Besonderheiten	Hafer als Getreide war früher nicht sehr geschätzt (»ungeschmackt und undaulich«). Es wurde als »Notlösung« betrachtet, wenn andere Getreide zu teuer oder rar waren. Wurde vorwiegend als Viehfutter angebaut.
Monopräparat	Avenaforce Trpf. (Bioforce / Stüber)
Konstitutionstherapie	Neuropathische Konstitution

Bellis perennis

Deutsche Namen	**Gänseblümchen, Maßliebchen**
Apothekenübliche Drogen/ Zubereitungsformen	Flor. Bellidis Tct. Bellidis ∅, Homöopathische Potenzen Spagyrische Zubereitungen
Humorale Qualität	Sehr widersprüchliche Angaben in der Literatur. Die Wirkung und die Indikationen legen folgende Qualitäten nahe: **k 2 / t 2**
Wirkungskriterien	Kühlend, trocknend, etwas zusammenziehend
Indikationen	Wichtiges Verletzungsmittel bei Prellungen, Hämatomen, Verstauchungen und bei Frakturen. Hitzige (entzündete) Wunden Blutiges Sputum (Gefäßruptur) Verhütet nächtliche Krämpfe Gliederschmerzen, die von warmen und trockenen Ursachen herrühren. Hitzige chronische Ekzeme Rote Flecken am Leib: Infus in Regenwasser Brustverschleimung mit Röcheln bei Kindern
Anwendungsmöglichkeiten	Droge: Infus (1 gehäufter TL pro 0,25 l Wasser, 5 Min. ziehen llassen) Extern: Auflagen bei Wunden und Ekzem Waschungen bei unreiner Haut Junge Blätter und Blüten zu Salaten. Antidyskratische Frühlingskur (Fol.)

● Berberis vulgaris

Deutsche Namen	**Berberitze, Sauerdorn, Hagdorn**
Apothekenübliche Drogen/ Zubereitungsformen	Frct. Berberidis Cort. Berberidis ligni Cort. Berberidis radicis Tct. Berberidis e frct. Tct. Berberidis e cort. ∅, Homöopahische Niedrigpotenzen Spagyrische Zubereitungen
Humorale Qualität	k 2 / t 2
Wirkungskriterien	Kühlend, trocknend, zusammenziehend, stärkend
Säftebezug	Kühlt übermäßige cholerische Hitze Leitet stagnierende Feuchtigkeiten aus
Indikationen	»lindern das hitzige entzündte Geblüt und die erhitzte Leber.« Hitzige, brennende Fieber Hitzebedingte Gelenkentzündungen und Schmerzen in allen Gliedern (Gicht). Gallen- und Nierensteine Hepatorenales Syndrom
Anwendungsmöglichkeiten	Drogen: Kaltauszug (1 TL pro 0,25 l Wasser, über Nacht ziehen lassen)
Konstitutionstherapie	Harnsaure Diathese Biliäre Konstitution Nephrogene Konstitution

● Beta vulgaris var. cruenta

Deutsche Namen	**Rote Beete, Rane**
Apothekenübliche Drogen/ Zubereitungsformen	Nur diverse Spezialitäten

Forts. →

→ *Beta vulgaris var. cruenta*

Humorale Qualität	w 2 / f 2
Säftebezug	Unterstützt das sanguinische Prinzip. Erwärmt zu kalte Säfte und befeuchtet zu Trockenes.
Indikationen	Wichtiges Diätetikum bei allen cholerischen und melancholischen Zuständen. Malignosen Energiemangelsyndrome, Rekonvaleszenz Anämie / Chlorose
Anwendungsmöglichkeiten	Gemüse, Salat, Saft (am besten milchsauer vergoren)
Monopräparate	Petrasch-Anthozym N
Besonderheiten	Einsatz fast ausschließlich in der Diätetik

● *Betula alba*

Deutsche Namen	**Birke**
Apothekenübliche Drogen/ Zubereitungsformen	Fol. Betulae Cort. Betulae Tct. Betulae
Humorale Qualität	k 1 / neutral
Wirkungskriterien	Fol.: Reinigend Cort.: erweichend, zerteilend
Indikationen	Nieren- und Blasensteine Ödeme, Hydrops Rheumatische Schmerzen Chron. Ekzeme (auch Teeranwendungen ext.) Mundfäule Rote Augen: Auflagen

Forts. →

→ *Betula alba*

Anwendungsmöglichkeiten	Droge: Infus (1–2 EL pro 0,25 l Wasser, 5 Min. ziehen lassen)
Besonderheiten	Die alte Literatur empfiehlt bei Harnsteinen, aber auch bei Gelbsucht den Saft der Birke, der im Frühling durch Anritzen der Rinde gewonnen wird.

● *Borago officinalis*

Deutsche Namen	**Borretsch, Gurkenkraut**
Apothekenübliche Drogen/Zubereitungsformen	Hb. Boraginis ∅, Homöopathische Potenzen Spagyrische Zubereitungen
Humorale Qualität	w 1 / f 1
Wirkungskriterien	Reinigend, erweichend
Säftebezug	Korrigiert melancholische Säfte Reduziert überhitzte Gelbgalle Befeuchtet Gewebe, die durch Hitze ausgetrocknet sind.
Indikationen	Int.: Stärkt das Gedächtnis und das Herz und wendet die melancholische Traurigkeit vom Herz ab. Reinigt das Blut von Melancholera und Cholera Traurigkeit, Melancholie Herzzittern (Tachycardie, Extrasystolen) durch Hitze: Hb und Flor. Infus in Wasser. Herzzittern durch Kälte: Hb und Flor. Infus in Wein Trockener Husten; Rauheit des Halses Hitzige, hartnäckige Fieber Kopfschmerzen durch Hitze »Der gestoßen Saamen in Wein getrunken / bringet den Weiberen die versiegene Milch wieder.«

Forts. →

→ *Borago officinalis*

	Ext.: Gurgelmittel bei allen Krankheiten von Hals, Mund, Zunge, Zahnfleisch, Heiserkeit Rote hitzige Augen: Auflage oder Augentropfen (s. u.)
Anwendungsmöglichkeiten	Droge: Infus (1 gehäufter TL pro 0,25 l Wasser, 5 Min. ziehen lassen)
	In der alten Heilkunde wurden vielfach die Blüten verwendet. Dies ist aber nur für Menschen möglich, die an frische Blüten gelangen können, weil diese nicht über die Apotheken verfügbar sind.
	Häufig empfohlene Zubereitung: Auszug in Wein
	Blätter und Blüten als Gewürz (macht Gurken verträglicher) oder in Salaten.
Besonderheiten	»Welchen Menschen von melancholischen Dünsten das Hirn ausgetucknet ist / der nemme Borragen und Erdrauchsaft / netze einen Schwamm oder leinen Tüchlein darinn / und lege sie über das Haubt.« (Tabernaemontanus)
	Angesichts der großen unbewältigten Melancholie unserer Zeit (Psychopharmaka-Abusus!) ist Borrago eine Heilpflanze, die unbedingt wieder mehr Beachtung in der Therapie verdient!
Konstitutionstherapie	Carbo-nitrogenoide Konstitution Atonisch-asthenische Konstitution
Präparatehinweis	Borago Augentropfen (Weleda)

● *Brassica oleracea*

Deutsche Namen	**Weißkohl, Kraut, Gemüsekohl**
Apothekenübliche Drogen/ Zubereitungsformen	Frischsaft ∅, Homöopathische Potenzen
Humorale Qualität	w 1 / t 1
Wirkungskriterien	Reinigend, trocknend
Indikationen	Int.: Bauchgrimmen Harntreibend Gastritis und Geschwüre durch Hitze
	Ext.: Wunden »Die Blätter auf hitzige Schäden gelegt / nimbt die Hitz / miltert den Schmertzen / heilet umb sich fressende Schäden auch an heimlichen Orten.« (Tabernaemontanus)
	auch: Rotlauf, Ulcera (Ulcus cruris) Furunkel: Kohlblätter mit Salz auflegen
Kontraindikationen/ Vorsichtsmaßnahmen	Ist besonders dem »kalten« Magen schädlich, im Sommer mehr als im Winter.
Anwendungsmöglichkeiten	Vorwiegend externe Anwendung bei o. g. Indikationen: Kohlblätter mit Nudelholz walken und dann auflegen.
	Sauerkraut

● *Bryonia alba*

Deutsche Namen	**Zaunrübe, Gichtrübe, Stinkwurz**
Apothekenübliche Drogen/ Zubereitungsformen	Rad. Bryoniae ∅, Homöopathische Potenzen Spagyrische Zubereitungen

Forts. →

→ Bryonia alba

Humorale Qualität	w 3 / t 3
Wirkungskriterien	Stark erwärmend und trocknend, zusammenziehend
Säftebezug	»Odonaeus schreibet / die Stinkwurtz seye warm und trucken im dritten Grad und vollkommlich / sonderlich / was die Hitz und Wärm anlanget. Und meldet darbey / daß sie nicht allein die Gall und den Schleim / sondern auch das Gewässer mit Gewalt durch den Stulgang außtreibe.« (Tabernaemontanus)
Indikationen	Purgiert den Schleim aus dem Darm Husten, kurzer, schwerer Atem: zerteilt den groben Schleim und hilft, ihn auszuwerfen, räumt die Brust. Schmerz der Seiten: Pleuritis Gelenkschmerzen und -schwellung (»Dickes Knie«)
Kontraindikationen/ Vorsichtsmaßnahmen	Schwangerschaft: fruchtschädigend
Anwendungsmöglichkeiten	Droge: Infus (1 gehäufter TL pro 0,25 l Wasser, 5 Min. ziehen lassen) Oder: Kaltauszug (1 gehäufter TL / 0,25 l Wasser, über Nacht ziehen lassen) Die Anwendung mit homöopathischen Potenzen (D2–D4) steht im Vordergrund.
Besonderheiten	Wichtige Pflanze bei subakuten bis chronischen Entzündungen der serösen Häute: bes. Gelenkkapseln, Pleura.
Konstitutionstherapie	Biliäre Konstitution Katarrhalisch-rheumatische Konstitution

● *Calamus aromaticus (= Acorus calamus)*

Deutsche Namen	**Kalmus, Gewürzkalmus, Deutscher Ingwer, Deutscher Zitwer, Würtzried**
Apothekenübliche Drogen/ Zubereitungsformen	Rhiz. Calami Rhiz. Calami non decorticatum (ext. Anwendungen) Extr. Calami fluid.: 0,2 g pro Dosis Ol. Calami aeth. 2–5 Trpf. pro Dosis Tct. Calami: 10–30 Trpf. pro Dosis ∅, Homöopathische Potenzen Spagyrische Zubereitungen
Humorale Qualität	w 2 / t 2
Wirkungskriterien	Erwärmend, zusammenziehend, verdünnend, eröffnend, stärkend
Säftebezug	Unterstützt die Kochung des rohen Phlegmas, verdünnt es, beseitigt Schleimstockungen und leitet Schärfen aus. Reduziert das phlegmatische Prinzip.
Indikationen	Kalter Magen Appetitlosigkeit Dyspepsie: »... dann er hilft dauen / verzehret die alte verlegene Materi darinnen / und alle böse Feuchtigkeit ...« Eröffnet die Verstopfung von Leber und Milz. Wassersucht Nierenkrankheiten Skrofulose (bes. die torpide Form) Rachitis Chron. Erschöpfungs- und Schwächezustände
Anwendungsmöglichkeiten	Intern: Rhiz.: Kaltauszug (1 gehäufter TL / 0,25 l Wasser, über Nacht ziehen lassen) oder Infus (1,5 TL / 0,25 l Wasser)

Forts. →

→ *Calamus aromaticus (= Acorus calamus)*

	Ext.: Rhiz. Calami non decorticatum: 250 g pro Vollbad, Dekokt auch zu Abwaschungen, Auflagen und Wickeln
Konstitutionstherapie	Lymphatisch-hyperplastische Konstitution Lymphatisch-hypoplastische Konstitution Katarrhalisch-rheumatische Konstitution Phlegmatisch-venöse Konstitution Skrofulöse Dyskrasie (bes. torpide Form)

● *Calendula officinalis*

Deutsche Namen	**Ringelblume**
Apothekenübliche Drogen/ Zubereitungsformen	Flor. Calendulae sine calcibus Extr. Calendulae fluid. Ol. Calendulae Tct. Calendulae Ungt. Calendulae ∅, Homöopathische Potenzen Spagyrische Zubereitungen
Humorale Qualität	w 2 / t 2 (Blätter: w 3)
Wirkungskriterien	Eröffnend, zerteilend, zusammenziehend
Säftebezug	Verdünnt und reinigt das Phlegma, bes. der Haut, regt dadurch den Lymphfluss an.
Indikationen	Verzehrt die Feuchtigkeit im Magen und erwärmt den kalten Magen. Verschleimung der Brust: Macht die Brust weit. (Wenn kein Fieber vorhanden ist) Herzklopfen durch Amenorrhoe (Z. n. Hysterektomie!) Reguliert die Menstruationsblutung Fluor albus

Forts. →

→ *Calendula officinalis*

	Wundheilungsmittel: Schwer heilende Wunden, Ulcus cruris, beugt Keloiden vor. Skrofulose: Hyperplastisches und entzündetes Lymphgewebe.
Anwendungsmöglichkeiten	Intern: Droge: Infus (1 gehäufter TL pro 0,25 l Wasser, 5 Min. ziehen lassen)
	Ext.: Bäder, Waschungen, Auflagen Salbe Wundreinigung (Tinktur 1:10 verdünnt mit abgekochtem Wasser)
Konstitutionstherapie	Lymphatisch-hyperplastische Konstitution Exsudative Diathese Psorische Konstitution

● *Capsella bursa pastoris*

Deutsche Namen	**Hirtentäschelkraut, Bauernsenf, Blutkraut**
Apothekenübliche Drogen/ Zubereitungsformen	Hb. Bursae pastoris Extr. Bursae past. fluid. Tct. Bursae pastoris Frischpresssaft: bis zu 30 g pro Tag ∅, Homöopathische Potenzen Spagyrische Zubereitungen
Humorale Qualität	k 2 / t 2
Wirkungskriterien	Kühlend, trocknend, zusammenziehend
Säftebezug	Dämpft das überschießende Sanguis-Prinzip
Indikationen	Blutungen aller Art Eitriger und blutiger Ohrfluss Hitzige Entzündung des Magens

Forts. →

→ *Capsella bursa pastoris*

Anwendungsmöglichkeiten	Droge: Infus (2–3 TL pro 0,25 l Wasser, 5 Min. ziehen lassen) oder: Kaltauszug (2–3 TL / 0,25 l Wasser, über Nacht ziehen lassen)
Konstitutionstherapie	Hämorrhagische Diathese Mesenchymal–hypoplastische Konstitution

● *Carduus marianus* (= *Silybum marianum*)

Deutsche Namen	**Mariendistel**
Apothekenübliche Drogen/ Zubereitungsformen	Sem. Cardui mariae Hb. Cardui mariae Extr. Cardui mariae fluid. Tct. Cardui mariae ∅, Homöopathische Potenzen Spagyrische Zubereitungen
Humorale Qualität	w 2 / t 2
Wirkungskriterien	Erwärmend, trocknend, zusammenziehend.
Säftebezug	Trocknet und leitet kalte Feuchtigkeiten der Bauchorgane aus
Indikationen	Latente oder manifeste Pfortader- und Milzstauung. Eröffnet die verstopfte, kalte Leber Treibt den Harn, reinigt Niere und Blase, treibt Steine. Regt die Menstruationsblutung an Fördert Milchbildung Fliegende Hitzen Moderne Indikation: Essentielles Leberparenchymmittel.

Forts. →

→ *Carduus marianus*

Kontraindikationen/ Vorsichtsmaßnahmen	Vorsicht bei *warmen* Erkrankungen der Leber

Kontraindiziert bei fortgeschrittener Leberzirrhose:
Durch den zirrhosebedingten Mangel an Nährstoffen (arterieller Zustrom gedrosselt) kann die durch Mariendistel initiierte Steigerung des Leberstoffwechsels den Gewebsuntergang fördern! |
| Anwendungsmöglichkeiten | Droge: Dekokt
(1–2 TL pro 0,25 l Wasser, 5 Min. kochen lassen)

Die Samen können auch frisch gemahlen eingenommen werden: 2–3 TL pro Tag über mind. 6 Wochen, jeweils vor dem Essen. |
| Monopräparate | Cefasilymarin Tbl. (Cefak)
Hepar-Pasc Tbl. (Pascoe)
Hepa-Loges Drg.
Heparano Drg. (Pflüger)
Phytohepar Kps. (Steigerwald)
Poikocholan Tbl (Lomapharm)
Silimarit (Bionorica)
Legalon (Madaus) |
| Besonderheiten | Es gibt kaum ein pflanzliches Leberpräparat, in dem Carduus marianus nicht enthalten ist. Trotzdem darf die Anwendung nicht schematisch bei allen Hepatosen erfolgen, sondern sollte streng den humoralen Qualitäten entsprechend erfolgen.
Einige Komplexpräparate sind sehr fragwürdig, wenn Pflanzen mit gegensätzlichen Qualitäten miteinander kombiniert werden. Es macht z. B. keinen Sinn, Mariendistel mit Löwenzahn zu kombinieren. |
| Konstitutionstherapie | Plethorische Konstitution
Phlegmatisch-venöse Konstitution |

● Carex arenaria

Deutsche Namen	**Sandsegge, Riedgras**
Apothekenübliche Drogen/ Zubereitungsformen	Rhiz. Caricis
Humorale Qualität	k 1–3 / t 1–3 (gilt für alle Grasarten) ***
Wirkungskriterien	Kühlend, trocknend, zusammenziehend
Indikationen	Antidyskratikum; Chron. Ekzeme Blutige Durchfälle, Bauchflüsse Rheumatische Erkrankungen Chron. Bronchitis (auch mit Blutspucken)
Anwendungsmöglichkeiten	Droge: Dekokt (1 EL pro 0,25 l Wasser, 10 Min. kochen lassen)
Besonderheiten	*** In der alten Heilkunde hatte die Sandsegge nur geringe Bedeutung. Es ist auch nicht eindeutig zuzuordnen, welche der von Tabernaemontanus beschriebenen Grasarten Carex arenaria ist. Es ist jedenfalls eindeutig, daß alle Grasarten kalter und trockener Qualität sind.

● Carlina acaulis

Deutsche Namen	**Eberwurz, Karlsdistel**
Apothekenübliche Drogen/ Zubereitungsformen	Rad. Carlinae Tct. Carlinae
Humorale Qualität	w 2 / t 2
Wirkungskriterien	Erwärmend, trocknend, eröffnend
Indikationen	Gelb- und Wassersucht Treibt den Harn und bricht den Stein Chronische Ekzeme; Wunden und Geschwüre (Auswaschen mit Dekokt)

Forts. →

→ *Carlina acaulis*

Anwendungsmöglichkeiten	Droge: Infus (1 gehäufter TL pro 0,25 l Wasser, 5 Min. ziehen lassen) oder kurzer Dekokt

● *Carum carvi*

Deutsche Namen	**Kümmel, Brotkümmel, Feldkümmel, Wiesenkümmel**
Apothekenübliche Drogen/ Zubereitungsformen	Frct. Carvi Ol. Carvi aeth.: 3–5 Trpf. pro Dosis innerlich. Tct. Carvi ∅, Homöopathische Potenzen Spagyrische Zubereitungen
Humorale Qualität	w 3 / t 3
Wirkungskriterien	Erwärmend, trocknend, stärkend, verdünnend, öffnend, zerteilend
Säftebezug	Beseitigt kalte Feuchtigkeiten
Indikationen	Erwärmt und stärkt den kalten Magen, die Leber, die Milz und andere Eingeweide. Vertreibt die Winde des Magens und des Darms und stillt Bauchschmerzen. Appetitlosigkeit Eröffnet die Verstopfung von Niere und Blase Atemnot, Keuchen: Leitet Schleim aus
Anwendungsmöglichkeiten	Droge: Infus (1–2 gehäufte TL pro 0,25 l Wasser, 5 Min. ziehen lassen) Das Öl kann auch zum Einreiben des Bauches bei Meteorismus verwendet werden (Säuglinge!).

Forts. →

→ *Carum carvi*

Besonderheiten	Wichtiges Küchengewürz für blähende Speisen oder zum Erwärmen von Nahrungsmitteln mit kalter und feuchter Qualität.
»Vier-Winde-Tee«:	Frct. Foeniculi cont. Frct. Carvi cont. Frct. Anisi cont. Frct. Coriandri cont. aa ad 100.0 M. f. spec. DS: 3 Tassen tgl. als Infus

● *Cassia species*

Verwendete Arten:	Cassia acutifolia Cassia angustifolia Cassia elongata Cassia senna
Deutsche Namen	Senna, Sennespflanze (verschiedene Arten)
Apothekenübliche Drogen/ Zubereitungsformen	Fol. Sennae Folliculi Sennae Extr. Sennae fluid. Extr. Sennae e. fol. sicc. Sirup. Sennae Tct. Sennae ∅, Homöopathische Niedrigpotenzen Spagyrische Zubereitungen
Humorale Qualität	w 2 / t 2
Wirkungskriterien	Purgiert den Schleim und die Melancholera über den Darm (Schwarzgallig verunreinigtes Phlegma).
Indikationen	Schwäche des Herzens, der Leber, der Milz und des Magens mit Verstopfung durch Feuchtigkeit. Augenkrankheiten mit Flüssen Reinigt das Gehirn

Forts. →

→ *Cassia species*

Anwendungsmöglichkeiten	Folia: Kaltauszug (1–2 TL pro 0,25 l Wasser, über Nacht ziehen lassen) Folliculi: Kaltauszug ($1/2$–$1 1/2$ TL pro 0,25 l Wasser, über Nacht ziehen lassen)
Besonderheiten	»Senet bringt Freud / und benimt das böse, traurige Geblüt vom Herzen …« (Lonicerus)

● *Castanea sativa (= Castanea vesca)*

Deutsche Namen	**Esskastanie, Edelkastanie**
Apothekenübliche Drogen/Zubereitungsformen	Fol. Castaneae Extr. Castaneae fluid. ∅, Homöopathische Potenzen Spagyrische Zubereitungen
Humorale Qualität	w 1 / t 1
Wirkungskriterien	Trocknend, zusammenziehend
Indikationen	Schleimlösend und auswurffördernd bei Bronchitis und Keuchhusten Stopft Bauchflüsse und übermäßige Menstruationsblutung
Anwendungsmöglichkeiten	Droge: Infus (2 gehäufte TL pro 0,25 l Wasser, 5 Min. ziehen lassen)
Besonderheiten	Die alte Literatur weist Aesculus hipp. und Castanea sat. gleiche humorale Qualitäten und Indikationen zu.

● Ceanothus americanus

Deutsche Namen	**Säckelblume, Amerikanischer Seckelstrauch**
Apothekenübliche Drogen/ Zubereitungsformen	∅, Homöopathische Potenzen (Rad. Ceanothi americani) Verfügbarkeit fraglich
Humorale Qualität	w 2 / f 2
Wirkungskriterien	Erwärmend, befeuchtend, eröffnend
Säftebezug	Fördert die Ausscheidung der Schwarzgalle durch die Milz
Indikationen	Eröffnet die verstopfte Milz und Leber Vergrößerte, harte Milz mit Schmerzen im linken Oberbauch. Depressive Stimmung
Besonderheiten	Wird in der alten Literatur nicht erwähnt. Die Angaben ergeben sich aus jüngerer (auch homöopathischer) Literatur verschiedener Autoren, Informationen aus diversen Seminaren und Vorträgen und finden ihre Bestätigung in der praktischen Anwendung.
Irisdiagnostische Hinweiszeichen	Dunkles Milzdreieck Beigefarbene Pigmentierung (topolabil)
Konstitutionstherapie	Carbo-nitrogenoide Konstitution

● Centaurium umbellatum

Deutsche Namen	**Tausendgüldenkraut, Bitterkraut, Erdgallenkraut**
Apothekenübliche Drogen/ Zubereitungsformen	Hb. Centaurii Tct. Centaurii Extr. Centaurii fluid. ∅, Homöopathische Potenzen Spagyrische Zubereitungen

Forts. →

→ *Centaurium umbellatum*

Humorale Qualität	w 2 / t 2
Wirkungskriterien	Erwärmend, trocknend, zusammenziehend, öffnend, reinigend, wundreinigend
Säftebezug	»… wider allerley Feuchtigkeiten und Schleim.« Trocknet und purgiert kaltes, grobes Phlegma, aber auch Galle.
Indikationen	Purgiert und tonisiert den kalten Magen Regt Appetit an Unstillbares Erbrechen (Ein schwacher Infus aus Tausendgüldenkraut ist häufig der einzige Tee der ›behalten‹ wird.) Rekonvaleszenz Eröffnet die verstopfte, kalte Leber und Milz Trocknet Flüsse Schlaganfall (»Schleimschlag«) Wunden, Fisteln (ext. Anwendung) Stimuliert die Pankreas-Sekretion (exkretorisch und inkretorisch) Anorexia nervosa
Kontraindikationen/ Vorsichtsmaßnahmen	Vorsicht bei Hitze-Krankheiten!
Anwendungsmöglichkeiten	Droge: Infus (1 gehäufter TL pro 0,25 l Wasser, 5 Min. ziehen lassen) Nicht süßen! Ext.: Zu Waschungen und Auflagen
Besonderheiten	Kann so stark purgieren, dass es die Adern eröffnet, so dass Blut ausgeschieden wird. In der alten Heilkunde wurde vor allem das kleine Tausengüldenkraut (Centaurium minus) verwendet.

● *Chelidonium majus*

Deutsche Namen	**Schöllkraut, Schellkraut, Schellwurz**
Apothekenübliche Drogen/ Zubereitungsformen	Hb. Chelidonii Rad. Chelidonii Extr. Chelidonii fluid.: 0,2 g pro Dosis Tct. Chelidonii: 10–15 Trpf. pro Dosis ∅, Homöopathische Potenzen Spagyrische Zubereitungen
Humorale Qualität	w 3 / t 3
Wirkungskriterien	Erwärmend, trocknend, reinigend, lösend
Säftebezug	Chelidonium leitet die Gelbgalle durch Stuhl und Harn aus
Indikationen	Eröffnet die verstopfte Leber und Milz Gelbsucht Stillt Hämorrhoidenblutungen Augenkrankheiten mit Sehverlust; Nachtblindheit Rote und triefende Augen Kopfschmerzen und Schwindel durch kalte Feuchtigkeiten des Kopfes. Krampfschmerzen im Bauch (»Grimmen«): Spasmolytikum für die Gallenwege. Chronischer Reizhusten / Keuchhusten
Kontraindikationen/ Vorsichtsmaßnahmen	Cave Überdosierung! Maximal 2 Tassen Infus tgl. In Drogenmischungen sollte der Chelidonium-Anteil 10% nicht überschreiten.
Anwendungsmöglichkeiten	Herba: Infus (1 gehäufter TL pro 0,25 l Wasser, 5 Min. ziehen lassen) Rad.: Infus (1 TL pro 0,25 l Wasser, 5 Min. ziehen lassen)

Forts. →

→ *Chelidonium majus*

	Bei Augenkrankheiten vorwiegend externe Anwendung als Auflagen oder Waschungen. Gute Pflanzenkombination bei Augenkrankheiten: Euphrasia, Chelidonium, Foeniculum
Monopräparate	Chelidophyt Drg. (Hetterich) Gallopas Tbl / Trpf. (Pascoe) Panchelidon (Kanoldt)
Besonderheiten	Chelidonium ist häufiger Bestandteil in Kombinationspräparaten mit der Indikation: Choleretikum / Cholagogum / Spasmolyticum der Gallenwege. Bestandteil diverser Augentropfen (Wala, Weleda)
Konstitutionstherapie	Biliäre Konstitution Spasmophile Diathese
Präparatehinweis	Chelidonium comp. Augentropfen (Wala)

● *Cichorium intybus*

Deutsche Namen	**Wegwarte, Zichorie**
Apothekenübliche Drogen/ Zubereitungsformen	Rad. Cichorii Hb. Cichorii Extr. Cichorii rad. Tct. Cichorii ∅, Homöopathische Potenzen Spagyrische Zubereitungen
Humorale Qualität	k 2 / t 2
Wirkungskriterien	Kühlend, trocknend, zusammenziehend
Säftebezug	Kühlt übermäßige Hitze der Gelbgalle

→ *Cichorium intybus*

Indikationen	Hitzige Krankheiten von Magen, Leber, Milz und Nieren. Öffnet diese Organe, wenn sie verstopft sind Hitzige Gelbsucht und Bauchflüsse Hitziges Fieber / Fliegende Hitze Hitzige Hautauschläge, Rotlauf, Furunkel usw. (ext. Anwendung)
Anwendungsmöglichkeiten	Rad. und Hb.: Dekokt ($^1/_2$–1 Tl pro 0,25 l Wasser, 3 Min. kochen lassen) Die geröstete Wurzel ist Bestandteil mancher Kaffeeersatzmischungen.
Besonderheiten	Trotz der kalten Qualität: Schadet nicht einem kalten Magen oder Leber.
Konstitutionstherapie	Biliäre Konstitution

● *Cinnamomum ceylanicum / chinensis*

Deutsche Namen	**Zimt**
Apothekenübliche Drogen/ Zubereitungsformen	Cort. Cinnamomi Tct. Cinnamomi Ol. Cinnamomi: 3 Trpf. pro Dosis Aqua Cinnamomi: Esslöffelweise ∅, Homöopathische Potenzen Spagyrische Zubereitungen
Humorale Qualität	w 3 / t 3
Wirkungskriterien	Erwärmend, trocknend, eröffnend, verdünnend, stärkend
Säftebezug	Erwärmt und verzehrt rohe, ›böse‹ Feuchtigkeit
Indikationen	Erwärmt den kalten Magen, vertreibt Winde Bauchgrimmen, fördert die Verdauung Schwächezustände, Ohnmacht durch Kälte

Forts. →

→ *Cinnamomum ceylanicum / chinensis*

Kontraindikationen/ Vorsichtsmaßnahmen	Das ätherische Öl kann bei Überdosierung zu Haut- und Schleimhautreizungen, Herzklopfen, Schweißausbrüchen und Durchfällen führen.
Anwendungsmöglichkeiten	Cort.: Dekokt ($^1/_2$ TL pro 0,25 l Wasser, 5 Min. kochen lassen)
Besonderheiten	Beliebtes Gewürz in Weihnachtsgebäck und Glühwein. Kann als Gewürz sehr sparsam eingesetzt, kalte Fleischsorten erwärmen.

● *Citrullus colocynthis*

Deutsche Namen	**Koloquinte, Bitterapfel**
Apothekenübliche Drogen/ Zubereitungsformen	(Frct. Colocynthidis) Tct. ColocynthidisMax. 1 g pro Dosis, 3 g pro Tag ∅, Homöopathische Potenzen
Humorale Qualität	w 3 / t 3
Wirkungskriterien	Erwärmend, trocknend, reinigend
Säftebezug	Treibt zähe, grobe Feuchtigkeit, aber auch Gelbgalle aus dem Körper
Indikationen	Drastisches Purgativum Kopfschmerzen, Fallsucht, Schlaganfall durch Schleim. Neuralgien
Kontraindikationen/ Vorsichtsmaßnahmen	Giftig! Kann sogar die Blutgefäße eröffnen Sehr behutsam dosieren!
Anwendungsmöglichkeiten	Als Teedroge unüblich. Rezeptfrei ab D4
Konstitutionstherapie	Spasmophile Diathese (homöopathische Anwendung)

Clematis recta

Deutsche Namen	**Aufrechte Waldrebe**
Apothekenübliche Drogen/ Zubereitungsformen	Hb. Clematidis ∅, Homöopathische Potenzen Spagyrische Zubereitungen
Humorale Qualität	w 3–4 / t 3
Wirkungskriterien	Stark erwärmend, brennend
Indikationen	Gicht, Rheuma Nässende, pustulöse Ekzeme, Geschwüre, brennende Blasen. Erkrankungen der männlichen Geschlechtsorgane: Orchitis, Epididymitis, Prostataerkrankungen, Hoden- und Samenstrangneuralgie Zystitis, Uretritis (Leitsymptom: Brennen nach Miktion) *Skrofulose,* die sich im Urogenitaltrakt manifestiert
Kontraindikationen/ Vorsichtsmaßnahmen	Giftig! Reizt Haut- und Schleimhäute!
Anwendungsmöglichkeiten	Hauptsächlich in homöopathischen Zubereitungsformen Herba: Infus (1 gehäufter TL pro 0,25 l Wasser, 5 Min. ziehen lassen)
Konstitutionstherapie	Katarrhalisch-rheumatische Konstitution Exsudative Diathese Skrofulöse Dyskrasie

● Cnicus benedictus (= Carduus benedictus)

Deutsche Namen	**Benediktendistel, Kardobenedikte, Bitterdistel**
Apothekenübliche Drogen/ Zubereitungsformen	Hb. Cnici benedicti (Cardui benedicti) Extr. Cnici benedicti fluid. Tct. Cnici benedicti ∅, Homöopathische Potenzen Spagyrische Zubereitungen
Humorale Qualität	w 1–2 / t 2
Wirkungskriterien	Eröffnend, durchdringend, zerteilend, stärkend
Säftebezug	Verzehrt und leitet die Feuchtigkeiten des Leibes aus
Indikationen	Roborans bei Neurasthenie, Rekonvaleszenz und Anämie (»Stärket lahme Glieder« – Lonicerus). Schützt gegen Gifteinflüsse aller Art Eröffnet die verstopfte Leber: Leber- und Galleleiden
Anwendungsmöglichkeiten	Herba: Infus (1 gehäufter TL pro 0,25 l Wasser, 5 Min. ziehen lassen)
Konstitutionstherapie	Anämische Konstitution Phlegmatisch-venöse Konstitution (melancholische Form) Atonisch-asthenische Konstitution

● Convallaria majalis

Deutsche Namen	**Maiglöckchen, Mayblümlein**
Apothekenübliche Drogen/ Zubereitungsformen	Hb. Convallariae Max. 0,5 g pro Dosis, 1,5 g pro Tag Tct. Convallariae Max. 0,5 g pro Dosis, 5 g pro Tag ∅, Homöopathische Potenzen Spagyrische Zubereitungen

Forts. →

→ *Convallaria majalis*

Humorale Qualität	Widersprüchliche Angaben: w / t (Tabernaemontanus) k 2 / f 2 (Lonicerus) Gemäß den Indikationen und praktischen Beobachtungen erscheint die warme und trockene Qualität plausibler.
Indikationen	Traditionell: Vorbeugung gegen Schlaganfall Ohnmachtsneigung Stärkt und erquickt das Herz. Heute übliche Anwendung: Leicht und mittelschwere Herzinsuffizienz, bes. bradykarde Formen mit Ödemen. Cerebrale Hypoxie (durch Herzinsuffizienz)
Kontraindikationen/ Vorsichtsmaßnahmen	Bei Überdosierung giftig! Schwer magenverträglich
Anwendungsmöglichkeiten	Herba: Infus (1 gehäufter TL pro 0,25 l Wasser, 5 Min. ziehen lassen) Anwendung als Teedroge unüblich
Monopräparate	Convacard Drg. (Madaus) Valdig N Bürger Liqu. (Ysatfabrik)
Besonderheiten	Es sollten im Interesse einer klaren Dosierbarkeit Fertigpräparate verwendet werden. Convallaria ist Bestandteil vieler Kombinationspräparate mit der Indikation ›Herzinsuffizienz‹.

Crataegus oxyacantha / monogyna

Deutsche Namen	**Weissdorn, Hagedorn, Mehldorn**
Apothekenübliche Drogen/ Zubereitungsformen	Flor. Crataegi Fol. Crataegi c. Flor. Frct. Crataegi Extr. Crataegi fluid. Tct. Crataegi ∅, Homöopathische Potenzen Spagyrische Zubereitungen
Humorale Qualität	k 2 / t 2
Wirkungskriterien	Kühlend, trocknend, zusammenziehend, stärkend
Säftebezug	»Lindern das hitzige, entzündte Geblüt«
Indikationen	Traditionell: Hitzige, brennende Fieber Kühlt die erhitzte Leber Bauchflüsse Heute übliche Anwendung: Angina pectoris Altersherz Myodegeneratio cordis (Ökonomisiert den Myokardstoffwechsel) Hypertonie-Herz Myokardschwäche durch Infektions-, Lungen- und Bronchialkrankheiten. Herzrhythmusstörungen Blutdruckregulans
Anwendungsmöglichkeiten	Droge (alle Formen): Infus (1 gehäufter TL pro 0,25 l Wasser, 5 Min. ziehen lassen)
Monopräparate	Oxacant mono Trpf (Dr. Klein) Kytta-Cor (Merck) Crataepas Trpf / Tbl. (Pascoe) Esbericard novo Drg. / Liqu. Rephacratin (Repha) Poikilocard (Lomapharm)

Cucurbita pepo

Deutsche Namen	**Gartenkürbis**
Apothekenübliche Drogen/ Zubereitungsformen	Sem. Cucurbitae ∅, Homöopathische Potenzen Spagyrische Zubereitungen
Humorale Qualität	k2 / f 2
Wirkungskriterien	Kühlend, befeuchtend, reinigend
Säftebezug	Dämpft übermäßige Hitze.
Indikationen	Traditionell: Harntröpfeln Brennende Schmerzen beim Harnen Hitzige Nierenkrankheiten Hitzige Fieber (s. u.) Ext.: Hitzige Augenflüsse Heute übliche Anwendung: Frühstadium der Prostatahypertrophie, Reizblase
Kontraindikationen/ Vorsichtsmaßnahmen	Vorsicht bei kaltem Magen: Kürbis macht Bauchgrimmen und Fäulnis
Anwendungsmöglichkeiten	Geschälte Kürbiskerne zum Knabbern Heute vorwiegend in Spezialitäten verwendet, die meist aus Kürbiskernmehl hergestellt werden. Ein interessantes traditionelles Rezept bei hitzigem Fieber, Entzündungen von Leber, Niere, Blase und Gebärmutter, sowie Kopfschmerzen durch große Hitze: Süsse Mandeln (ca. 250 g) Kübiskerne (ca. 20 g) In (Gersten)Wasser zu einer Milch verarbeiten (Mixer!) und trinken: Kühlt und löscht den großen Durst (etwas modifiziert nach Tabernaemontanus)
Monopräparate	Prostaherb Cucurbitae (Redel) Cysto-Urgenin (Madaus)

Forts. →

→ *Cucurbita pepo*

	Urgeninin Cucurbitae oleum (Madaus) Prosta Fink (SmithKline) Granufink (SmithKline)
Besonderheiten	Ist in vielen Kombinationspräparaten mit der Indikation »Prostatahypertrophie« und »Reizblase« enthalten.

● **Curcuma longa** (= *Curcuma domestica*)

Deutsche Namen	**Gelbwurz, Geelsuchtwurzel**
Apothekenübliche Drogen/ Zubereitungsformen	Rhiz. Curcumae Extr. Curcumae fluid. Tct. Curcumae ∅, Homöopathische Potenzen Spagyrische Zubereitungen
Humorale Qualität	w 2 / t 2
Wirkungskriterien	Erwärmend, trocknend, stärkend
Säftebezug	Erwärmt und vertreibt kalte Feuchtigkeiten
Indikationen	Kräftigt den kalten Magen und Darm, hilft bei der Verdauung, vertreibt Winde. Verhindert das Aufsteigen von Dämpfen, die Kopf und Gehirn beeinträchtigen. Gelbsucht Gallensteine
Kontraindikationen/ Vorsichtsmaßnahmen	Vorsicht bei hitzigen Erkrankungen des Verdauungstraktes. (Hyperkinetische Syndrome)
Anwendungsmöglichkeiten	Droge: Dekokt (1 TL pro 0,25 l Wasser, 5 Min. kochen lassen) Gewürz
Besonderheiten	Curcuma ist Bestandteil des Curry-Pulvers.

Cynara scolymus

Deutsche Namen	Artischocke
Apothekenübliche Drogen/ Zubereitungsformen	Extr. Cynarae scolymi fluid. ∅, Homöopathische Potenzen Spagyrische Zubereitungen
Humorale Qualität	w 2 / t 2
Wirkungskriterien	Erwärmend, trocknend, eröffnend
Säftebezug	Erwärmt und leitet kalte Feuchtigkeiten aus
Indikationen	Eröffnet die verstopfte Leber und Niere: Gelb- und Wassersucht Übler Körpergeruch Essentielles Leberparenchymmittel Chron. Cholezystopathien Fettstoffwechselstörungen
Anwendungsmöglichkeiten	Extr. Cynarae fluid: 3 x tgl. 20–30 Trpf. Cynara ∅: 3 x tgl. 30 Trpf. Artischocken-Frischsaft: 3 x tgl. 1 Likörglas a. c. Die Blütenböden sind ein wohlschmeckendes Gemüse.
Monopräparate	Nemacynar Trpf. (Nestmann) Artischockentropfen (Bioforce) Carminagal Drg. (Hetterich) Hepagallin (Pflüger)
Konstitutionstherapie	Lipämische Diathese

● Daphne mezereum

Deutsche Namen	**Seidelbast; Läußkraut; Kellerhals**
Apothekenübliche Drogen/ Zubereitungsformen	Ø, Homöopathische Potenzen Spagyrische Zubereitungen
Humorale Qualität	w 4 / t 3
Wirkungskriterien	Hitzig, brennend
Säftebezug	Treibt heftig die zähe Feuchtigkeit aus
Indikationen	Intern: Drastisches Purgativum Ext.: Vesicans: Erzeugt ableitende Blasen in der Haut
Kontraindikationen/ Vorsichtsmaßnahmen	Sehr giftig!
Anwendungsmöglichkeiten	Wegen Giftigkeit und starker Reizwirkung: Nur in homöopathischen Potenzen anzuwenden.

● Digitalis purpurea / lanata

Deutsche Namen	**Fingerhut (roter oder wolliger)**
Apothekenübliche Drogen/ Zubereitungsformen	(Fol. Digitalis) Tct. Digitalis (Rp.) Ø, Homöopathische Potenzen (Rezeptfrei ab D4) Spagyrische Zubereitungen
Humorale Qualität	w 2 / t 2
Wirkungskriterien	Erwärmend, trocknend, säubernd, austreibend, eröffnend, zerteilend
Indikationen	Traditionell: Zerteilt, verdünnt und treibt den Schleim aus der Brust. Wundheilungsmittel

Forts. →

→ Digitalis purpurea / lanata

	Heute übliche Indikation: Herzinsuffizienz
Kontraindikationen/ Vorsichtsmaßnahmen	Sehr giftig! Schwierige Dosierung wegen Kumulation der Wirkstoffe!
Anwendungsmöglichkeiten	Homöopathische Potenzen ab D4

● Drosera rotundifolia

Deutsche Namen	**Sonnentau**
Traditionelle Bezeichnung	Ros solis, Rorella, Solaria
Apothekenübliche Drogen/ Zubereitungsformen	Hb. Droserae Extr. Droserae fluid. ∅, Homöopathische Potenzen Spagyrische Zubereitungen
Humorale Qualität	w 4 / t 4
Wirkungskriterien	Stark erhitzend, trocknend
Indikationen	Traditionell: Blasenziehend auf der Haut Heute übliche Anwendung als spasmolytisches Hustenmittel: Reiz- und Kitzelhusten Keuchhusten Asthma bronchiale / spastische Bronchitis
Kontraindikationen/ Vorsichtsmaßnahmen	»Hierauß (aus den humoralen Qualitäten [Anm. d. Autors]) ist zu schließen / daß diejenige / welche diß Kraut für das Abnehmen und Lungensucht gebrauchen / gar sehr irren / und denselbigen Krancken noch grössern Schaden zufügen / denen sie diß Kraut wider solche Gebrechen / eingeben und gebrauchen / dieweil sein brennende Forts. →

→ *Drosera rotundifolia*

	und trucknende Qualität solche Gebrechen ärger und schadhafftiger macht.« (Lonicerus)
Anwendungsmöglichkeiten	Droge: Infus (1 gehäufter TL pro 0,25 l Wasser, 5 Min. ziehen lassen)

Echinacea purpurea / angustifolia / pallida

Deutsche Namen	**Sonnenhut (purpurfarbener / schmalblättriger / blassfarbener) Kegelblume**
Apothekenübliche Drogen/ Zubereitungsformen	(Hb. Echinaceae) Rad. Echinaceae Extr. Echinaceae fluid. ∅, Homöopathische Potenzen Spagyrische Zubereitungen
Humorale Qualität	w 3 / t 1
Wirkungskriterien	Erwärmend, lösend
Säftebezug	Veflüssigt und leitet zähen, rohen Schleim aus
Indikationen	Regt die körpereigenen, unspezifischen Abwehrkräfte an: Infekte, Entzündungen Fördert Fieber
	Ext.: Schwer heilende Wunden, Ulcera Hautentzündungen Brandwunden
Kontraindikationen/ Vorsichtsmaßnahmen	Vorsicht bei Allergien und Autoimmunerkrankungen!
Anwendungsmöglichkeiten	Die Pflanze entfaltet ihre optimale Wirkung beim Einsatz als Teedroge nur als Frischpflanze. Es empfiehlt sich, Fertigpräparate zu verwenden.
Monopräparate	Pascotox forte (Pascoe) Echiherb (Duopharm) Echinaforce Presssaft (Bioforce) Episcorit (Sanum–Kehlbeck) Echinacin (Madaus) uvam.

Forts. →

→ *Echinacea purpurea / angustifolia / pallida*

Besonderheiten	Echinacea wurde von den ›alten‹ Autoren noch nicht beschrieben. Die angegebenen Qualitäten ergeben sich aus den Beobachtungen bei der praktischen Anwendung.
Bemerkung	Echinacea eignet sich ausschließlich zu Behandlung akuter Infekte, dabei entfaltet sie eine gute Wirksamkeit. Entgegen den Empfehlungen einiger Hersteller, ist sie jedoch nicht zur längerfristigen, konstitutionellen Stabilisierung des Immunsystems geeignet. Die Anwendung sollte auf max. vier Wochen beschränkt bleiben, da ansonsten eher mit einer Schwächung der Immunlage wegen »Auspowerung« gerechnet werden muss.

● *Elettaria cardamomum*

Deutsche Namen	**Kardamomen, Kardamom, Parißkörner**
Apothekenübliche Drogen/ Zubereitungsformen	Frct. Cardamomi Tct. Cardamomi Ol. Cardamomi aeth. 2–5 Trpf. pro Dosis
Humorale Qualität	w 2 / t 2
Wirkungskriterien	Erwärmend, trocknend, zerteilend
Säftebezug	Reinigt von kaltem Schleim
Indikationen	Erwärmt den Magen, fördert und stärkt die Verdauung. Würgen und Aufstoßen des Magens Bauchgrimmen: »Vertreibt die Winde / und verzehret die böse Feuchtigkeit darinn …« (Tabernaemontanus) Würmer Kältebedingte Krankheiten der Gebärmutter Schwindel »Ohnmacht des Herzens«

Forts. →

→ *Elettaria cardamomum*

Anwendungsmöglichkeiten	Frct.: Infus ($^1/_2$ gehäufter TL pro 0,25 l Wasser, 5 Min. ziehen lassen)

● *Elymus repens (= Triticum repens, = Agropyrum repens)*

Deutsche Namen	**Quecke, Ackergras, Heublume**
Apothekenübliche Drogen/ Zubereitungsformen	Rhiz. Graminis Extr. Graminis fluid. Extr. Graminis e florib. aquos. spiss. ∅, Homöopathische Potenzen Spagyrische Zubereitungen
Humorale Qualität	k 1–3 / t 1–3 (gilt für alle Grasarten)
Wirkungskriterien	Kühlend, trocknend, zusammenziehend
Indikationen	Antidyskratikum Chron. Ekzeme Blutige Durchfälle, Bauchflüsse Rheumatische Erkrankungen
Anwendungsmöglichkeiten	Droge: Kaltauszug (1 gehäufter TL / 0,25 l Wasser, über Nacht ziehen lassen) oder Dekokt (1 geh. TL / 0,25 l Wasser, 10 Min. kochen) Intern und Extern zu Bädern und Waschungen
Besonderheiten	Siehe unter Carex arenaria! »Wann die Hund wollen purgieren / so fressen sie Graß« (Lonicerus)

● *Equisetum arvense*

Deutsche Namen	**Ackerschachtelhalm; Zinnkraut, Katzenschwanz, Schafftheu**
Apothekenübliche Drogen/ Zubereitungsformen	Hb. Equiseti Extr. Equiseti fluid. Tct. Equiseti ∅, Homöopathische Potenzen Spagyrische Zubereitungen Pflanzen-Frischsaft
Humorale Qualität	k 2 / t 2
Wirkungskriterien	Kühlend, trocknend, zusammenziehend
Indikationen	Intern: Chron. Lungen- und Bronchialerkrankungen, Schwindsucht Bauchflüsse Wassertreibend Blasenentzündung (Eiter im Harn) / Reizblase Harnverhaltung, Harntröpfeln Hypermenorrhoe Fluor albus; Fisteln; Hernien Extern: Schlecht heilende, entzündete Wunden Ulcus cruris Furunkel / Karbunkel / Abszesse Prellungen, Quetschungen Chron. Ekzeme Hämorrhoiden
Anwendungsmöglichkeiten	Intern: Hb.: Dekokt (1–2 TL pro 0,25 l Wasser, 10 Min. kochen lassen) Extern: Hb.: Dekokt (1–2 Handvoll pro 1 l Wasser, 10 Min. kochen lassen) für Bäder, Waschungen, Dämpfe
Konstitutionstherapie	Mesenchymal-hypoplastische Konstitution Exsudative Diathese

● Erica vulgaris (= Calluna vulgaris)

Deutsche Namen	**Heidekraut**
Apothekenübliche Drogen/ Zubereitungsformen	Hb. Ericae (= Hb. Callunae) ∅, Homöopathische Potenzen Spagyrische Zubereitungen
Humorale Qualität	w 2 / t 2
Wirkungskriterien	Erwärmend, trocknend, zerteilend
Indikationen	Katarrhe der Harnwege Gelenkschmerzen, Rheuma Ekzeme
Anwendungsmöglichkeiten	Herba: Kaltauszug (2 TL / 0,25 l Wasser, über Nacht ziehen lassen)

● Euphrasia officinalis

Deutsche Namen	**Augentrost**
Apothekenübliche Drogen/ Zubereitungsformen	Hb. Euphrasiae Tct. Euphrasiae ∅, Homöopathische Potenzen Spagyrische Zubereitungen
Humorale Qualität	w 1 / t 2
Wirkungskriterien	Sanft erwärmend, trocknend
Säftebezug	Verbessert die Phlegmakochung und eliminiert kaltes, scharfes Phlegma
Indikationen	Skrofulöse Erkrankungen der Augen: Akute und chronische Conjunctivitis (auch allergisch) Blepharitis Keratitis

Forts. →

→ *Euphrasia officinalis*

	Triefen der Augen »Hitzige und dunkle Augen« Adjuvans bei Katarrakt und Glaukom Degenerative Erkrankungen der Netzhaut Mouches volantes u. ä. optische Erscheinungen Kalte Kopfflüsse Chron. rezidivierende Katarrhe der Nase und der Nasennebenhöhlen.
Anwendungsmöglichkeiten	Hb: Infus (1 gehäufter TL pro 0,25 l Wasser, 10 Min. ziehen lassen) Infus auch extern zu Waschungen und Auflagen des Auges.
Monopräparate	Euphrasia Augentropfen (Weleda)
Besonderheiten	Eines der wichtigsten Heilmittel bei Augenskrofulose. Euphrasia ist Bestandteil vieler Augentropfen (Mono- und Kombinationspräparate)
Konstitutionstherapie	Katarrhalisch (-rheumatische) Konstitution Exsudative Diathese Skrofulöse Dyskrasie
Präparatehinweis	Augenpflege (Salus): Externum für Waschungen und Auflagen Iso–Augentropfen (ISO) Euphrasia–Augentropfen (Wala)

● *Foeniculum vulgare*

Deutsche Namen	**Fenchel**
Apothekenübliche Drogen/ Zubereitungsformen	Frct. Foeniculi Extr. Foeniculi fluid. Ol. Foeniculi aeth. 2–5 Trpf. pro Dosis Aqua Foeniculi Ext. Anwendung 1:3 verdünnt Sirup. Foeniculi Teelöffelweise Mel Foeniculi Teelöffelweise ∅, Homöopathische Potenzen Spagyrische Zubereitungen
Humorale Qualität	w 2 / t 1
Wirkungskriterien	Erwärmend, öffnend, verdünnend, zerteilend, ablösend, mild adstringierend
Säftebezug	Verzehrt den zähen, kalten Schleim
Indikationen	Stärkt und erwärmt den Kopf und die Bauchorgane. Verstopfung von Leber und Milz, Milzsucht Verschleimung der Atemwege Treibt die Darmwinde / Bauchgrimmen Stärkt die Verdauung Augenkrankheiten Fördert Milchbildung
Anwendungsmöglichkeiten	Frct.: Infus (1 gehäufter TL pro 0,25 l Wasser, 5 Min. ziehen lassen) Extern: Infus oder Aqua Foeniculi zu Waschungen oder Auflagen der Augen (Günstige Kombination mit Euphrasia) Ol. Foeniculi zu Einreibungen des Bauches (Säuglinge!) Sirup. Foeniculi ist eine gute Trägersubstanz für andere Tinkturen / äth. Öle / Fluidextrakte bei Atemwegserkrankungen (Kinderpraxis).

Forts. →

→ *Foeniculum vulgare*

	Bei gestillten Säuglingen mit Blähungen ist es sinnvoll, wenn die Mutter 3–5 Tassen Fenchel-Infus trinkt.
Besonderheiten	Als Küchengewürz verbessern Fenchelfrüchte die humoralen Qualitäten feuchter und kalter Nahrungsmittel (z. B. Fisch). Bewährtes Geschmackskorrigens bei Teerezepturen.

● *Fragaria vesca*

Deutsche Namen	**Walderdbeere**
Apothekenübliche Drogen/ Zubereitungsformen	Fol. Fragariae ∅, Homöopathische Potenzen Spagyrische Zubereitungen
Humorale Qualität	Folia: k 1 / t 2 Früchte: k 1 / f 2
Wirkungskriterien	Folia: Trocknend, zusammenziehend, Flüsse stillend
Säftebezug	Mäßigt die Gelbgalle
Indikationen	Hitzige, cholerische Erkrankungen des Magens, der Leber, der Milz, der Brust, der Niere und der Blase. Bauchflüsse: Bes. Fluor albus Hypermenorrhoe Zahnfleischentzündungen und -verletzungen Wunden
Anwendungsmöglichkeiten	Intern: Infus (1 gehäufter TL pro 0,25 l Wasser, 5 Min. ziehen lassen)

Forts. →

→ *Fragaria vesca*

	Extern: Dekokt (2–3 EL pro l Wasser, 5 Min. kochen lassen)
Besonderheiten	Die Früchte »bekommen derhalben nicht jedermann wol / sonderlich aber denen die kalter Natur / und zu faulen Magenfiebern geneigt sind.« (Tabernaemontanus)
Konstitutionstherapie	Exsudative Diathese

● *Fumaria officinalis*

Deutsche Namen	**Erdrauch, Ackerrautenkraut, Grindkraut Tabernaemontanus: Taubenkropff**
Apothekenübliche Drogen/ Zubereitungsformen	Herba Fumariae Tct. Fumariae ∅, Homöopathische Potenzen Spagyrische Zubereitungen
Humorale Qualität	w 1 / t 2
Wirkungskriterien	Zerteilend, verdünnend, durchdringend, eröffnend, stärkend Eröffnet verstopfte Eingeweide, bes. Magen, Milz und Leber
Säftebezug	Besänftigt die Gallen (Cholera und Melancholera) Leitet versalzene und verbrannte Feuchtigkeit aus Reinigt das grobe, dicke, unreine, melancholische und verbrannte Blut über Stuhl und Harn. Verhindert die Neubildung pathologischer Säfte.
	Fumaria ist eine der wenigen Pflanzen, die sowohl cholerische, als auch melanchcholische Säfteverunreinigungen ausleiten.

Forts. →

→ *Fumaria officinalis*

Indikationen	Gelbsucht Wassersucht Chron. Ekzeme (»Grind, Krätze«) Hyperkinetische Syndrome des Magen-Darm-Traktes und des Leber-Galle-Systems Bleichsucht
Anwendungsmöglichkeiten	Droge: Infus (1 TL / 0,25 l Wasser, 10 Min ziehen lassen)
Monopräparate	Bilobene (Merckle) Oddibil (Natterman) Bomagall mono (Hevert)
Besonderheiten	»Diese Arzney reiniget das unsauber / dick / melancholisch Geblüt dermaßen / daß sich zu verwundern / führet darneben auß die Gall / alle cholerische und faule verlegene Feuchten und verhütet vor vielen schädlichen Krankheiten: Es sollte ein jeder / der seine Gesundheit lieb hätte / hme diese Arzney / als einen theuren Schatz lassen befohlen seyn.« (Tabernaemontanus)
Irisdiagnostische Hinweiszeichen	Reizfasern im Leber-Galle- und / oder Milzsektor
Konstitutionstherapie	Carbonitrogenoide Konstitution Biliäre Konstitution

Galeopsis segetum / ochroleuka

Deutsche Namen	**Ockergelber Hohlzahn, Saat – Hohlzahn, Saatnessel**
Apothekenübliche Drogen/ Zubereitungsformen	Hb. Galeopsidis ∅, Homöopathische Potenzen Spagyrische Zubereitungen
Humorale Qualität	w 1 / t 2
Wirkungskriterien	Trocknend, durchdringend, erweichend
Säftebezug	Durchdringt und leitet kalte, schädliche Feuchtigkeit aus
Indikationen	Rote Ruhr (Diarrhoe) Struma (»vertreibt die Härtigkeit«) Alte, schwer heilende Wunden, Ulcera Heute übliche Anwendung: Chronische Bronchitis Asthma bronchiale Nachbehandlung der Lungen-Tbc
Anwendungsmöglichkeiten	Hb.: Dekokt (1–2 TL pro 0,25 l Wasser, 5 Min. kochen lassen)
Besonderheiten	Galeopsis findet man bei Tabernaemontanus im Kapitel »Tod – oder Taubnessel«. Die humoralen Qualitäten und die Indikationen der verschiedenen Arten sind identisch. (Siehe auch bei Lamium album)
Konstitutionstherapie	Skrofulose Tuberkulinische Diathese (Tuberkulismus)

● Galium aparine

Deutsche Namen	**Kletten-Labkraut; Klebkraut; Megerkraut**
Apothekenübliche Drogen/ Zubereitungsformen	Hb. Galii aparinis Ø, Homöopathische Potenzen Spagyrische Zubereitungen
Humorale Qualität	w 2 / t 2
Anwendungsmöglichkeiten	Droge: Infus (1–2 gehäufter TL pro 0,25 l Wasser, 5 Min. ziehen lassen)
Besonderheiten	Humorale Qualitäten und Indikationen sind identisch mit Galium verum. Die Wirkung von Galium verum ist aber deutlicher.

● Galium verum

Deutsche Namen	**Echtes Labkraut**
Apothekenübliche Drogen/ Zubereitungsformen	Hb. Galii veri Ø, Homöopathische Potenzen Spagyrische Zubereitungen
Humorale Qualität	w 2 / t 2
Säftebezug	Wirkt gegen hitzige, cholerische Schäden Scharfes, überhitztes Phlegma
Indikationen	Skrofulose, bes. Hautskrofulose: Juckende Ekzeme, Krätze. Choleretisch Zentrale Krampfanfälle Geburtsvorbereitung und -erleichterung Adj. bei Neoplasien (bes. der Haut) Hitzige Geschwülste und Geschwüre Skrofulöse Drüsenschwellungen Fußbäder: Müdigkeit der Beine und Füße

Forts. →

→ *Galium verum*

Anwendungsmöglichkeiten	Hb.: Infus (1–2 gehäufte TL pro 0,25 l Wasser, 5 Min. ziehen lassen)
	Abwaschung mit Infus bei Juckreiz / Ekzemen (Galium ist eine der wenigen Pflanzen, die bei externer Anwendung den Juckreiz lindern, ohne eine unterdrückende Wirkung zu entfalten.)
Besonderheiten	Humorale Qualitäten und Indikationen sind identisch mit Galium aparine. Die Wirkung von Galium verum ist aber deutlicher.
	Galium enthält das Labferment und wurde daher früher zur Stockung der Milch bei der Käseherstellung verwendet.
Konstitutionstherapie	Biliäre Konstitution Skrofulose (bes. der Haut)
Präparatehinweis	Labkraut–Salbe (Resana, Essen)

● *Gentiana lutea*

Deutsche Namen	**Gelber Enzian, Bitterwurz, (Berg)fieberwurz**
Apothekenübliche Drogen/ Zubereitungsformen	Rad. Gentianae Tct. Gentianae Extr. Gentianae fluid. Extr. Gentianae sicc. Extr. Gentianae spiss. ∅, Homöopathische Potenzen Spagyrische Zubereitungen
Humorale Qualität	w 3 / t 2
Wirkungskriterien	Stark erwärmend, trocknend, verdünnend, reinigend, austreibend, etwas zusammenziehend
Säftebezug	Fördert die Kochung des rohen Schleims

Forts. →

→ *Gentiana lutea*

Indikationen	Tonisiert und erwärmt den kalten Magen Verzehrt allen Schleim im Magen Magenfieber Bauchgrimmen Verstopfung von Leber und Milz Fördert die Menstruationsblutung und den Harn Roborans in der Rekonvaleszenz
Kontraindikationen/ Vorsichtsmaßnahmen	Vorsicht bei hyperkinetischen Magen- und Darmsyndromen!
Anwendungsmöglichkeiten	Rad.: Kaltauszug (1 gehäufter TL / 0,25 l Wasser, über Nacht ziehen lassen) oder Dekokt (1–2 TL pro 0,25 l Wasser, 5 Min. kochen lassen)
Monopräparat	Digestivum Hetterich
Konstitutionstherapie	Gastrische Konstitution

● *Glechoma hederacea*

Deutsche Namen	**Gundermann, Gundelrebe**
Apothekenübliche Drogen/ Zubereitungsformen	Hb. Hederae terrestris (= Hb. Glechomae) ∅, Homöopathische Potenzen Spagyrische Zubereitungen
Humorale Qualität	w 2 / t 2
Wirkungskriterien	Erwärmend, trocknend, reinigend, eröffnend
Säftebezug	Verzehrt alle böse Feuchtigkeit
Indikationen	Verschleimung der Brust mit Husten und schwerem Atem. Verstopfung der Eingeweide mit Schleim Kalter Magen, Leber, Milz und Nieren

Forts. →

→ *Glechoma hederacea*

Anwendungsmöglichkeiten	Extern: Schlecht heilende Wunden Hb.: Infus (1 gehäufter TL pro 0,25 l Wasser, 5 Min. ziehen lassen)
Konstitutionstherapie	Tuberkulinische Diathese / Torpide Skrofulose Exsudative Diathese

● *Gratiola officinalis*

Deutsche Namen	**Gottesgnadenkraut, Gnadenkraut**
Apothekenübliche Drogen/ Zubereitungsformen	Hb. Gratiolae ∅, Homöopathische Potenzen Spagyrische Zubereitungen
Humorale Qualität	w 2 / t 2
Wirkungskriterien	Erwärmend, purgierend
Säftebezug	Treibt Schleim und Galle durch den Stuhlgang aus
Indikationen	Laxans: Ableitung über den Darm Chron. Ekzeme, Flechten Menstruationsfördernd Fördert die Milchbildung
Kontraindikationen/ Vorsichtsmaßnahmen	Schwächt den Magen und die Leber Erbrechen bei Überdosierung
Anwendungsmöglichkeiten	Hb.: Infus (1/2–1 gehäufter TL pro 0,25 l Wasser, 5 Min. ziehen lassen)
Konstitutionstherapie	Phlegmatisch–venöse Konstitution

● *Grindelia robusta*

Deutsche Namen	**Grindelia, Grindeliakraut, Milzkraut**
Apothekenübliche Drogen/ Zubereitungsformen	Hb. Grindeliae Extr. Grindeliae fluid. ∅, Homöopathische Potenzen Spagyrische Zubereitungen
Humorale Qualität	w 2/ t 2
Säftebezug	Erwärmt und leitet zähen, rohen Schleim aus
Indikationen	Chron. Bronchitis Asthma bronchiale Lungenemphysem Milzschwellung Seitenstechen
Anwendungsmöglichkeiten	Hb.: Infus (1 gehäufter TL pro 0,25 l Wasser, 5 Min. ziehen lassen)
Irisdiagnostische Hinweiszeichen	Stauungsradiären oder -transversalen im Milzsektor. Kombinationen von Milz- und Lungenzeichen
Besonderheiten	Die Pflanze wird erst seit Ende des 19. Jahrhunderts in Europa als Heilpflanze verwendet. Daher findet man in der alten Literatur keine Angaben. Die humoralen Qualitäten leiten sich aus der Wirkungsweise ab.
Konstitutionstherapie	Phlegmatisch–venöse Konstitution
Präparatehinweis	Bronchicum Elixier N (Rhône – Poulenc Rorer)

Guajakum officinalis

Deutsche Namen	**Guajakholz, Pockholzbaum, Franzosenholz**
Apothekenübliche Drogen/ Zubereitungsformen	Lignum Guajaci Tct. Guajaci ligni Tct. Guajaci resinae ∅, Homöopathische Niedrigpotenzen Spagyrische Zubereitungen
Humorale Qualität	w 2 / t 2
Wirkungskriterien	Zusammenziehend, reinigend
Indikationen	Antidyskratikum: Chronische Katarrhe Gichtig–rheumatische Erkrankungen (Ausleitung durch harn- und schweißtreibende Wirkung) Amenorrhoe, Dysmenorrhoe, Fluor albus
Anwendungsmöglichkeiten	Lignum: Dekokt (1–2 TL pro 0,25 l Wasser, 5 Min. kochen)
Besonderheiten	Guajakholz wurde früher zur Behandlung der »Franzosenkrankheit« (= Syphilis, aber auch Gonorrhoe) verwendet.
Konstitutionstherapie	Katarrhalisch–rheumatische Konstitution Skrofulöse Dyskrasie

● *Hamamelis virginiana*

Deutsche Namen	**Virginische Zaubernuss**
Apothekenübliche Drogen/ Zubereitungsformen	Fol. Hamamelidis Cort. Hamamelidis Extr. Hamamelidis e fol. fluid. Extr. Hamamelidis e cort. fluid. Extr. Hamamelidis spiss Tct. Hamamelidis e fol. Tct. Hamamelidis e cort. Aqua Hamamelidis cort. (int.: EL-weise; ext.: unverdünnt) Ungt. Hamamelidis Supp. Hamamelidis (diverse Firmenpräparate) ∅, Homöopathische Niedrigpotenzen Spagyrische Zubereitungen
Humorale Qualität	**k / t (Blätter sind wärmer)**
Wirkungskriterien	Zusammenziehend, heilungsfördernd, tonisierend auf die Venen und Lymphgefäße. Folia: Hauptwirkung auf venöses System Cort.: Hauptwirkung als Adstringens
Indikationen	Variköses Syndrom, Hämorrhoiden Entzündliche Venenerkrankungen, Thrombosen Verletzungen, Brandwunden, Erfrierungen Analekzem, Analfissuren
Anwendungsmöglichkeiten	Folia: Innerlich: Dekokt (1 TL pro 0,25 l Wasser, 5 Min. kochen) Äußerlich: Dekokt (1–2 EL pro 0,25 l Wasser, 5 Min. kochen) Cortex: Innerlich und äußerlich: Dekokt (1 TL pro 0,25 l Wasser, 5 Min. kochen)
Besonderheiten	Hamamelis ist erst im 18. Jahrhundert als Heilpflanze nach Europa eingeführt worden.
Konstitutionstherapie	Phlegmatisch–venöse Konstitution Plethorische Konstitution

Forts. →

→ *Hamamelis virginiana*

Augendiagnostische Hinweiszeichen	Starke, geschlängelte Gefäße in der Konjunktiva

● *Hedera helix*

Deutsche Namen	**Efeu**
Apothekenübliche Drogen/ Zubereitungsformen	Fol. Hederae helicis ∅, Homöopathische Niedrigpotenzen Spagyrische Zubereitungen
Humorale Qualität	w / t (es wird auch kühlende Qualität angegeben
Wirkungskriterien	Zerteilend, lösend, reinigend, etwas zusammenziehend
Indikationen	Intern: Beruhigend bei Reizhusten, Krampfhusten, Keuchhusten (nur geringe schleimlösende Wirkung) Extern: Chron. Hautleiden, Parasiten
Kontraindikationen/ Vorsichtsmaßnahmen	Beeren sind giftig Auch bei Fol. und ∅ nicht über die angegebenen Dosierungen gehen!
Anwendungsmöglichkeiten	Fol.: Infus (1 gehäufter TL pro 0,25 l Wasser, 5 Min. ziehen lassen) Ganz– oder Teilbäder in Efeu–Dekokt bei Hautleiden
Monopräparate	Prospan Tropfen, Supp. (Engelhard) Hetrogalen (Hetterich)

Helenium (= Inula helenium)

Deutsche Namen	**Alant**
Apothekenübliche Drogen/ Zubereitungsformen	Rhiz. Helenii Inula helenium ∅, Homöopathische Niedrigpotenzen Spagyrische Zubereitungen
Humorale Qualität	w 2 / t 1-2 (hat trotzdem Feuchtigkeit in sich)
Wirkungskriterien	Erwärmend, säubernd, zerteilend, eröffnend, austreibend
Säftebezug	Erwärmt und leitet kaltes Phlegma aus Kann aber in hitzigen, trockenen (Anfangs-)stadien von Katarrhen auch befeuchten.
Indikationen	Schleimverstopfung der Lunge Asthma bronchiale Kopfschmerzen durch Schleim und Wind Gliederschmerzen durch Kälte Heute übliche Anwendung: Chron. Enzündung der Magen- und Duodenalschleimhaut Krampfartige Bauchschmerzen, Dysmenorrhoe Adjuvans bei Diabetes mell.
Anwendungsmöglichkeiten	Rhiz.: Kaltauszug (1-2 TL pro 0,25 l Wasser, über Nacht ziehen lassen) oder Infus (1 gehäufter TL pro 0,25 l Wasser, 5 Min. ziehen lassen)

Helleborus niger

Deutsche Namen	**Schwarze Nieswurz**
Apothekenübliche Drogen/ Zubereitungsformen	Rhiz. Hellebori nigr. Homöopathische Potenzen ab D3

Forts. →

→ *Helleborus niger*

Humorale Qualität	w 3 / t 3
Wirkungskriterien	Reinigend, erweichend
Säftebezug	Treibt die verbrannte Schwarzgalle und den zähen Schleim aus dem Leib
Indikationen	Kardiale Ödeme, bes. bei Rechtsherzinsuffizienz (tachykarde Formen) Urämische Zustände Psychische Störungen auf melancholischer Basis »Ist Menschen so böse Gedanken haben / innerlich gebraucht / sehr bequem.« (Lonicerus) Adjuvans bei Malignosen (Forschungen Fa. Helixor) Extern: Hautleiden, Ulzera »Ein Pflaster von schwarzer Nieswurz gemacht / und auf die schäbige Haut gelegt / heilet sie ohne Zweyffel.« (Lonicerus)
Kontraindikationen/ Vorsichtsmaßnahmen	Giftig!
Anwendungsmöglichkeiten	Ext.: Dekokt (1 TL pro 0,25 l Wasser, 5 Min. kochen) Innerliche Anwendung nur in homöopathischen Potenzen

● *Hepatica triloba* (= *Anemone hepatica*)

Deutsche Namen	**Leberblümchen, Leberkraut**
Apothekenübliche Drogen/ Zubereitungsformen	Hb. Hepaticae ∅, Homöopathische Niedrigpotenzen Spagyrische Zubereitungen
Humorale Qualität	k 1 / t 3

Forts. →

→ *Hepatica triloba*

Wirkungskriterien	Kühlend, eröffnend, ausleitend
Säftebezug	Dämpft übermäßige Hitze, vor allem der Leber und Galle
Indikationen	Krankheiten durch überhitzte Gelbgalle Eröffnet die verstopfte Leber und Milz, wenn diese erhitzt ist. Reinigt Niere und Blase Übermäßige Menstruationsblutung Extern: Wundheilung; Hitzige Geschwüre Gurgelmittel bei Entzündungen in Mund und Rachen
Anwendungsmöglichkeiten	Hb.: Infus (1 gehäufter TL pro 0,25 l Wasser, 5 Min. ziehen lassen)
Konstitutionstherapie	Biliäre Konstitution Augendiagnostische Hinweiszeichen Aufhellungen und Reizradiären im Leber-Galle-Sektor

● *Humulus lupulus*

Deutsche Namen	**Hopfen**
Apothekenübliche Drogen/ Zubereitungsformen	Strobuli Humuli lupuli Extr. Humuli lupuli e floribus fluid. Extr. Humuli lupuli sicc. Tct. Humuli lupuli Ø, Homöopathische Niedrigpotenzen Spagyrische Zubereitungen
Humorale Qualität	w 2 / t 2
Wirkungskriterien	Eröffnend, reinigend, auflösend

Forts. →

→ *Humulus lupulus*

Säftebezug	Führt verbrannte melancholische Feuchtigkeit aus
Indikationen	Nervosität, Schlafstörungen »Hopffen genutzt treibet die Melancholey / und Schwere des Geblüts / aus dem Leib« (Lonicerus) Anaphrodisiakum
Anwendungsmöglichkeiten	Strobuli: Infus (2 gehäufte TL pro 0,25 l Wasser, 5 Min. ziehen lassen)
Konstitutionstherapie	Neuropathische Konstitution

● *Hyoscyamus niger*

Deutsche Namen	**Schwarzes Bilsenkraut**
Apothekenübliche Drogen/ Zubereitungsformen	Tct. Hyoscyami (Maximaldosis 1,5 g pro Dosis, 30g pro Tag) Extr. Hyoscyami sicc. (Maximaldosis 0,15 g pro Dosis, 0,5 g pro Tag) Ol. Hyoscyami (unverdünnt zu Einreibungen) Homöopathische Potenzen ab D4 Spagyrische Zubereitungen
Humorale Qualität	k 3 / t 1
Säftebezug	Kühlt überhitzte gelbgallige Säfte
Indikationen	Hyperkinetische Syndrome, Unruhe und Erregungszustände. (Bei Überdosierung können Erregungszustände ausgelöst werden) Schlafstörungen Schmerzen durch hitzige Erkrankungen Krämpfe; Neuralgien Gichtige Gliederschmerzen (Einreibung mit Öl)
Kontraindikationen/ Vorsichtsmaßnahmen	Sehr giftig!

Forts. →

→ *Hyoscyamus niger*

Anwendungsmöglichkeiten	Sollte innerlich nur mit äußerster Vorsicht verwendet werden: Homöopathische Potenzen ab D4
	Der externen Anwendung (v. a. Einreibung mit Hyoscyamus-Öl) wird schon in der traditionellen Literatur der Vorzug gegeben.
Monopräparat	Hyoscal (Steierl) Verschreibungspflichtig
Besonderheiten	Hyoscyamus war ein Bestandteil der »Hexensalben«, deren Anwendung zu exzessiven Erregungszuständen, evtl. mit »Flugerfahrung«, führt.
Konstitutionstherapie	Neuropathische Konstitution; Spasmophile Diathese
Augendiagnostische Hinweiszeichen	Mydriasis; Neuronennetze; sehr zarte, straffe Faserführung; helle Zirkulärfurchen; Zickzackkrause

● *Hypericum perforatum*

Deutsche Namen	**Johanniskraut, Hartheu**
Apothekenübliche Drogen/ Zubereitungsformen	Hb. Hyperici Tct. Hyperici (3 x tgl. 30–50 Trpf.) Extr. Hyperici fluid. (3 x tgl. 30–50 Trpf.) Extr. Hyperici sicc. Ol. Hyperici (Ext., kann aber auch eingenommen werden) ∅, Homöopathische Potenzen Spagyrische Zubereitungen
Humorale Qualität	w 2–3 / t 2–3
Säftebezug	Verbessert die Blutqualität, leitet melancholische Säfte aus
Indikationen	Traditionell: Verletzungen, Wunden, Ulzera (int. und ext.) Verbrennungen (int. und ext.)

Forts. →

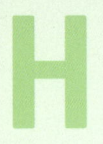

→ *Hypericum perforatum*

	Prellungen, Verrenkungen, Quetschungen (int. und ext.) Verletzung von Nerven (int. und ext.) »Fernelius meldet / daß diß Kraut gar nutzlich zu gebrauchen sey zu den zerknitschten und zerstoßenen Nerven.« (Tabernaemontanus) Krampfartige Bauchschmerzen Nervenschmerzen (int. und ext.) Zittern der Glieder (int. und ext.)
	Heute übliche Anwendung: Depressive Verstimmungszustände (auch reaktiv) Depressionen, v. a. im Klimakterium Überforderungssyndrome, Unruhezustände Angstzustände (auch Prüfungsangst) »Neurovegetative Dysregulation« Hyperkinetisches Psychosyndrom Schwaches Emmenagogum Hyperkinetische Syndrome des Verdauungstraktes und der Galle. Reizblase Enuresis nocturna
Kontraindikationen/ Vorsichtsmaßnahmen	Bei hoher Dosierung Gefahr der Photosensibilisierung
Anwendungsmöglichkeiten	Hb. Infus (1–2 gehäufte TL pro 0,25 l Wasser, 5 Min. ziehen lassen)
	Einreibungen mit Johanniskrautöl können sehr vorteilhaft mit einer innerlichen Behandlung (Infus, Tct., Extr. …) kombiniert werden.
	Bei innerlicher Anwendung muss Hypericum recht hoch dosiert werden, um eine optimale Wirkung zu entfalten. (Evtl. mit Hyperforat i.v.-Injektionen in die Therapie einsteigen) Mangelhafte Wirksamkeit ist meist auf eine zu niedrige Dosierung zurückzuführen.

Forts. →

→ *Hypericum perforatum*

Besonderheiten	Ein Rezept, das sich sehr bewährt hat bei operativen Eingriffen aller Art und Zahnextraktionen:
	Arnica D4 dil. 20.0 Hypericum D3 20.0 Staphisagria D4 20.0 M. f. dil. DS: 3 x tgl. 15 Tropfen
	Beginn bereits 2–3 Tage vor dem Eingriff, bis zur Verheilung der Wunden. Ersetzt häufig sämtliche Schmerzmittel!
Konstitutionstherapie	Neuropathische Konstitution Atonisch–asthenische Konstitution Spasmophile Diathese Skrofulöse Dyskrasie vom erethischen Typ
Monopräparate	Hyperforat Trpf., Drg., Amp. (Dr. Klein) Esbericum (Scharper & Brümmer) Psychotonin Tct., Kps. (Steigerwald)

● *Hyssopus officinalis*

Deutsche Namen	**Ysop**
Apothekenübliche Drogen/ Zubereitungsformen	Hb Hyssopi Ø, Homöopathische Niedrigpotenzen Spagyrische Zubereitungen
Humorale Qualität	w 3 / t 3
Wirkungskriterien	Erwärmend, trocknend, verdünnend, öffnend, durchdringend, säubernd
Säftebezug	Zerteilt und führt den groben Schleim aus
Indikationen	Kalter, verschleimter Magen »… so treibe er die dicke grobe Feuchten durch den Stuhlgang.« (Tabernaemontanus)

Forts. →

→ *Hyssopus officinalis*

	Atemwegserkrankungen mit viel zähem Schleim, die von Kälte herrühren.
	Heute übliche Anwendung: Antihydrotikum (z. B. im Klimakterium, bei Neurasthenie oder bei chron. Infekten)
Kontraindikationen/ Vorsichtsmaßnahmen	Im Sinne der alten Heilkunde ist vermehrte Schweißbildung meist ein Symptom dafür, dass der Organismus die insuffiziente Funktion anderer Ausscheidungsorgane durch eine vermehrte Hautaktivität kompensiert. Der Behandler sollte sich daher die Frage stellen, ob eine Unterdrückung der Schweißproduktion im systemischen Sinne biologisch sinnvoll ist …
Anwendungsmöglichkeiten	Hb.: Infus (1 gehäufter TL pro 0,25 l Wasser, 5 Min. ziehen lassen)

Imperatoria ostruthium (= Peucedanum ostruthium)

Deutsche Namen	**Meisterwurz**
Apothekenübliche Drogen/ Zubereitungsformen	Rhiz. Imperatoriae Tct. Imperatoriae ∅, Homöopathische Niedrigpotenzen Spagyrische Zubereitungen
Humorale Qualität	w 3 / t 3 (Imperatoria ist eine der hitzigsten Pflanzen überhaupt.)
Wirkungskriterien	Erwärmend, trocknend, zerteilend, ausleitend
Säftebezug	Zerteilt und verzehrt die grobe Feuchtigkeit
Indikationen	»Meisterwurz mit Wein oder andere Weg gebrauchet / erwärmet den erkalten Magen / stärket die Däuung / und verzehren darin die alten verlegenen bösen Feuchten.« (Tabernaemontanus) Kalte Lebererkrankungen Kalte Schleimerkrankungen der Atemwege Heute übliche Anwendung: Tonisierung des Magens Chron. Gastritis und Dyspepsie Allgemeines Tonikum bei Schwächezuständen und in der Rekonvaleszenz, bes. bei alten Menschen.
Kontraindikationen/ Vorsichtsmaßnahmen	Warme Krankheiten, hyperkinetische Syndrome
Anwendungsmöglichkeiten	Rhiz.: Kaltauszug (1–2 TL pro 0,25 l Wasser, über Nacht ziehen lassen) Kopfdampfbäder bei chron. Sinusitis, Bronchitis, Asthma bronchiale
Besonderheiten	»… bringet die erstorbenen und kalten / zun ehelichen Wercken ungeschickten

Forts. →

→ *Imperatoria ostruthium*

Männer zu Kräfften / sonderlich so sie ihren Wein darmit vermischen / welches an guten alten ehrlichen Männern versucht worden ist.« (Tabernaemontanus) Ein bewährtes Rezept mit Meisterwurz bei chron. Gastritis, Appetitlosigkeit bei alten Menschen (auch palliativ bei Magen–Ca.):

Tct. Absinthii	20.0
Imperatoria ⌀	20.0
Pepsini	5.0
Acid. hydrochlor. dil.	1.0
Vinum Condurango	ad 250.0

M. f. dil.
DS: 3 x tgl. 1 Likörgläschen, vor dem Essen

Konstitutionstherapie	Atonisch–asthenische Konstitution
Augendiagnostische Hinweiszeichen	Abgedunkelte Krausenzone Dunkler Begleitschatten

● Juglans regia

Deutsche Namen	**Walnussbaum**
Apothekenübliche Drogen/ Zubereitungsformen	Fol. Juglandis Cort. Juglandis Extr. Juglandis e cort. fluid. Ol. Juglandis (»Baumöl«) ∅, Homöopathische Niedrigpotenzen Spagyrische Zubereitungen
Humorale Qualität	w 2 / t 2
Wirkungskriterien	Erwärmend, trocknend, zusammenziehend
Säftebezug	Konsolidiert kaltes, rohes und verunreinigtes Phlegma und leitet es aus
Indikationen	Wichtiges Konstitutionsmittel bei skrofulösen Erkrankungen: Chron. rezidiv. Katarrhe* (auf allen Schleimhäuten) Chron. Lymphknotenschwellung Infektanfälligkeit Lymphatische Hyperplasie: Mandeln und ›Polypen‹ Dermatosen, Ekzeme, Akne* (Intern und extern) Chron. entzündliche Augenleiden* Wachstums– und Entwicklungsverzögerung bei Kindern; Rachitis; Struma (int. und ext.). (* diese Erkrankungen sind als Ersatzausscheidungen für pathologisches Phlegma zu interpretieren)
Anwendungsmöglichkeiten	Intern: Fol.: Infus (1 gehäufter TL pro 0,25 l Wasser, 5 Min. ziehen lassen) Extern: Dekokt (1–2 TL pro 0,25 l Wasser, 5 Min. kochen) Walnussöl ist ein hervorragendes Medium für diverse Heilpflanzenöle zur externen Anwendung (z. B. Johanniskrautöl, Erdrauchöl …)

Forts. →

→ *Juglans regia*

Besonderheiten	In der traditionellen Heilkunde wurden vor allem die Nüsse und die Fruchtschalen therapeutisch verwendet, während die heute vorwiegend verwendeten Blätter eine untergeordnete Rolle spielten.
	Eine bewährte Rezeptur zur Konstitutionstherapie lymphatisch–hyperplastischer Zustände bei skrofulösen Kindern:
	Juglans ∅ Agraphis nutans D3 dil. Agnus castus D2 Umckaloabo Liqu. aa 20.0 M. f. dil. DS: 3 x tgl. 10 Tropfen, verdünnt (über mindestens 3 Monate) Möglichst kombiniert mit Aufbautherapie der Symbiontenflora der Schleimhäute
Konstitutionstherapie	Lymphatisch–hyperplastische Konstitution Lymphatisch–hypoplastische Konstitution Katarrhalisch–rheumatische Konstitution Skrofulöse Dyskrasie (bes. torpide Form) Exsudative Diathese
Augendiagnostische Hinweiszeichen	Verschmierte Humoralzone, auch mit Fremdpigmenten Diffuse Tophi am Ziliarrand (oder eingerückt)

● *Juniperus communis*

Deutsche Namen	**Wacholder, Weckholder**
Apothekenübliche Drogen/ Zubereitungsformen	Frct. Juniperi Tct. Juniperi Extr. Juniperi e baccae Spiritus Juniperi (Unverdünnt zu Einreibungen) Ol. Juniperi e baccae aeth. (1–4 Trpf pro Dosis innerlich; Zu Einreibungen 5%)

Forts. →

→ *Juniperus communis*

	Ol. Juniperi e lign. ∅, Homöopathische Niedrigpotenzen Spagyrische Zubereitungen
Humorale Qualität	w 3 / t 2
Wirkungskriterien	Erwärmend, reinigend, zerteilend, zusammenziehend
Säftebezug	Zerteilt den groben, zähen, kalten Schleim und treibt ihn über den Harn hinaus.
Indikationen	Antidyskratikum: Stärkstes Ableitungsmittel über die Nieren. Chron. Hautleiden Rheumatische Erkrankungen Blasenentzündung, Nierensteine (kräftig harntreibend) Ödeme Tonisiert den kalten Magen: Dyspepsie Allgemeines Tonikum bei Schwächezuständen und in der Rekonvaleszenz.
Kontraindikationen/ Vorsichtsmaßnahmen	Cave vorgeschädigte Niere! Wegen der umwelt– und lebensweisebedingten Überbelastung der Nieren, ist dieses Organ heute bei den meisten Menschen nicht in der Lage, eine forcierte Schlackenausleitung zu verkraften. Man sollte daher heute mit Ableitungstherapien auf die Niere äußerst zurückhaltend sein! Eine latente Nierenschwäche ist augendiagnostisch gut erkennbar durch: Dunkelfelder und Lakunen im Nierensektor, sowie topolabile, transparente, zartgelbe Pigmente, abgedunkelter Ziliarrand.
Anwendungsmöglichkeiten	Frct.: Infus (1 gehäufter TL pro 0,25 l Wasser, 5 Min. ziehen lassen) oder Kaltauszug (1 TL pro 0,25 l Wasser, über Nacht ziehen lassen) Einreibungen mit Spiritus Juniperi und entsprechend verdünntem Ol. Juniperi. Gewürzpflanze

Lamium album

Deutsche Namen	**Weisse Taubnessel**
Apothekenübliche Drogen/ Zubereitungsformen	Flor. Lamii albi Hb. Lamii albi Tct. Lamii albi ∅, Homöopathische Niedrigpotenzen Spagyrische Zubereitungen
Humorale Qualität	w 1/ t 1
Wirkungskriterien	Eröffnend, erweichend
Säftebezug	Erwärmt groben Schleim und leitet ihn aus. Dämpft Schärfen des Phlegmas
Indikationen	Flüsse des Genitalsystems und der Blase: Fluor albus (int. und ext.) Dysmenorrhoe Reizblase Adjuvans bei Anämie und Chlorose: Verbessert die Blutqualität.
Anwendungsmöglichkeiten	Flor. und Hb.: Infus (1 gehäufter TL pro 0,25 l Wasser, 5 Min. ziehen lassen) Für die interne Anwendung sind Flor. vorzuziehen, sie sind jedoch sehr teuer. Für die externe Anwendung (Waschungen, Vaginalspülungen, Sitzbäder) verwendet man das Kraut.
Konstitutionstherapie	Exsudative Diathese Skrofulöse Dyskrasie

● *Lavandula officinalis*

Deutsche Namen	**Lavendel**
Apothekenübliche Drogen/ Zubereitungsformen	Flor. Lavandula Tct. Lavandulae Spiritus Lavandulae (unverdünnt zu Einreibungen und Waschungen) Ol. Lavandulae aeth. (3 – 5 Trpf. pro Dosis int. und ext.)
Humorale Qualität	w 2 / t 2
Wirkungskriterien	Erwärmend, zerteilend, öffnend, reinigend
Säftebezug	Kaltes, rohes Phlegma
Indikationen	Alte kalte Krankheiten des Kopfes und der Nerven: Stärkt, erquickt und erwärmt. Schlaganfall Lähmungen Zittern Schlafsucht Erwärmt den Magen und treibt Winde aus Herzklopfen Neurasthenie: Stabilisierende Wirkung Wunden, Verbrennungen Einreibungen: Bronchialerkrankungen, Rheuma, Muskelschmerzen
Anwendungsmöglichkeiten	Flor.: Infus (1 gehäufter TL pro 0,25 l Wasser, 5 Min. ziehen lassen) Sehr empfehlenswert zur »Nervenstärkung« sind Vollbäder mit Lavendel–Zusatz (z. B. Lavendel–Badezusatz der Fa. Weleda) »Schlafkissen«: Füllung mit Lavendel, Melisse und Hopfen
Konstitutionstherapie	Neuropathische Konstitution

● Leonurus cardiaca

Deutsche Namen	**Herzgespann**
Apothekenübliche Drogen/ Zubereitungsformen	Hb. Leonuri cardiacae ∅, Homöopathische Niedrigpotenzen Spagyrische Zubereitungen
Humorale Qualität	w 2 / t 3
Wirkungskriterien	Verdünnend, zerteilend, erweichend, reinigend
Säftebezug	»Hat ein Art / das grobe dicke Geblüt in den Adern dünn zu machen und zu zertheilen.« (Tabernaemontanus) Obwohl die Pflanze mäßig warm ist, wendet sie übermäßige Hitze der Galle vom Herzen ab.
Indikationen	Hyperkinetisches Herzsyndrom: Klopfgefühl des Herzens, auch mit Angstgefühl Tachykardie (»Herzzittern«) Kreislaufschwäche
Anwendungsmöglichkeiten	Hb.: Infus (1 gehäufter TL pro 0,25 l Wasser, 5 Min. ziehen lassen) oder Kaltauszug (1–2 TL pro 0,25 l Wasser, über Nacht ziehen lassen)
Konstitutionstherapie	Hämangiotische Konstitution
Augendiagnostische Hinweiszeichen	Helle Reizzeichen im Herzsektor

● Levisticum officinale

Deutsche Namen	**Liebstöckel, Maggikraut**
Apothekenübliche Drogen/ Zubereitungsformen	Rad. Levistici Hb. Levistici Extr. Levistici e rad. fluid. ∅, Homöopathische Niedrigpotenzen Spagyrische Zubereitungen

Forts. →

→ *Levisticum officinale*

Humorale Qualität	w 2 / t 1–2
Wirkungskriterien	Eröffnend, zerteilend, erweichend
Säftebezug	Fördert die Vollendung des Blutes durch Erwärmung des Magens. »…führen aus zähen Schleim / und andere böse faule wasserige Feuchten.« (Tabernaemontanus)
Indikationen	Verdauungsbeschwerden mit Meteorismus Ödeme (auch Aszites) durch die stark harntreibende Wirkung. Fördert die Menstruationsblutung
Anwendungsmöglichkeiten	Radix: Dekokt (1 TL pro 0,25 l Wasser, 5 Min. kochen) oder Infus (1 gehäufter TL pro 0,25 l Wasser, 5 Min. ziehen lassen) Hb.: Infus (1 gehäufter TL pro 0,25 l Wasser, 5 Min. ziehen lassen) Wichtige Gewürzpflanze
Besonderheiten	Bäder mit Liebstöckel machen eine schöne, reine Haut.
Konstitutionstherapie	Nephrogen–lymphatische Konstitution Phlegmatisch–venöse Konstitution

● *Linaria vulgaris*

Deutsche Namen	**Leinkraut, Flachskraut, Gelbes Löwenmaul**
Apothekenübliche Drogen/ Zubereitungsformen	Herba Linariae Ungt. Linariae

→ *Linaria vulgaris*

Humorale Qualität	w / t
Wirkungskriterien	Erwärmend, eröffnend, austreibend
Säftebezug	Treibt das kalte Phlegma aus, bes. über den Harn
Indikationen	Leberstauung (Ikterus) (Verstopfung von Leber, Milz und Nieren) Hämorrhoiden / Venenentzündungen (int. und Salbe ext.) Kräftig harn- und steintreibend
Anwendungsmöglichkeiten	Hb.: Infus (1 gehäufter TL pro 0,25 l Wasser, 5 Min. ziehen lassen)
Besonderheiten	Rademacher: Leinkraut ist Heilmittel des Gefäßsystems

● *Linum usitatissimum*

Deutsche Namen	**Lein, Flachs**
Apothekenübliche Drogen/ Zubereitungsformen	Semen Lini Oleum Lini
Humorale Qualität	w 1–2 / neutral
Wirkungskriterien	Erweichend, reinigend, mildert Schärfen, fördert die Kochung
Säftebezug	Lindert phlegmatische Schärfen, leitet sie aus
Indikationen	Obstipation Entzündliche Reizungen der Darmschleimhaut Husten, Pleuritis (als Auflage) Schuppige Hautausschläge Drüsenschwellungen (Kataplasma) Emmoliens bei Furunkel, Karbunkel, Abszess (als Kataplasma): schmerzlindernd und fördert die Eröffnung Forts. →

→ *Linum usitatissimum*

Anwendungsmöglichkeiten	Semen cont. als Quellmittel bei Obstipation Kataplasma = »Leinsamensäckchen«: Kolikschmerzen, Neuralgien, Zahnschmerzen, Gelenkschmerzen. Öl: Hautpflege bei Schuppenbildung (bes. Psoriasis) Herpes zoster

● *Liquiritia officinalis* (= *Glycyrhiza glabra*)

Deutsche Namen	**Süßholz**
Apothekenübliche Drogen/ Zubereitungsformen	Rad Liquiritiae Sirupus Liquiritiae (1 – 2 TL pro Dosis) Succus Liquiritiae inspiss. (_ TL pro Dosis) Succus Liquiritiae solut. (1/2 – 1 TL pro Dosis) Ø, Homöopathische Niedrigpotenzen Spagyrische Zubereitungen
Humorale Qualität	neutral / f 2
Wirkungskriterien	Befeuchtend, eröffnend, ausleitend
Säftebezug	Befeuchtet und lindert bei hitzigen, trockenen Katarrhen oder in deren heißen, trockenen Stadien
Indikationen	Hitzige Erkrankungen der Atemwege mit hartem Husten und Heiserkeit (»Hitzige, scharfe Flüsse«) [Mucilaginosum]. Hitzige Magenerkrankungen Brennen beim Wasserlassen Schleimhautpflege Heute übliche Anwendung: Akute Gastritis, Duodenitis, Ulcus ventr. / duodeni (Rollkur)
Kontraindikationen/ Vorsichtsmaßnahmen	Bei zu langer Anwendung bzw. Überdosierung können Ödeme entstehen (aldosteronähnliche Wirkung).

Forts. →

→ *Liquiritia officinalis*

Anwendungsmöglichkeiten	Radix: Dekokt (1 TL pro 0,25 l Wasser, 5 Min. kochen)
Besonderheit	Liquiritia ist ein gutes Geschmackskorrigens in Drogenmischungen

● *Lycopodium clavatum*

Deutsche Namen	**Bärlapp**
Apothekenübliche Drogen/ Zubereitungsformen	Hb. Lycopodii Lycopodium Pulv. Tct. Lycopodii Ø, Homöopathische Niedrigpotenzen Spagyrische Zubereitungen
Humorale Qualität	k / t (Keine Gradangaben verfügbar)
Säftebezug	Dämpft das überschießende cholerische Prinzip
Indikationen	Warme Nierenkrankheiten Nierensteine, -griess Warme Krankheiten der Leber und Galle: Gallenwegsdyskinesien, Cholelithiasis, Cholezystitis. Blasenschwäche, Zystitis, Reizblase Kolikartige Bauchschmerzen, Chologener Meteorismus. Gichtig–rheumatische Gelenkschmerzen Feuchte, juckende Ekzeme (Lycopodiumpulver ext.) Krämpfe in den Beinen (Auflagen od. Bäder) Alle Syndrome der Harnsauren Diathese (»Gelenk– und Eingeweidegicht«)
Kontraindikationen/ Vorsichtsmaßnahmen	Das Kraut kann in hoher Dosierung Vergiftungen hervorrufen.
Anwendungsmöglichkeiten	Hb.: Kaltauszug (1–2 TL pro 0,25 l Wasser, über Nacht ziehen lassen)

Forts. →

→ *Lycopodium clavatum*

	Pulver: Intern: ½ TL pro Dosis Ext.: Unverdünnt zum Aufstreuen auf die Haut
Besonderheiten	Das homöopathische Persönlichkeitsbild von Lycopodium gibt auch für die pflanzlichen Anwendung wichtige Hinweise!
Konstitutionstherapie	Harnsaure Diathese; Biliäre Konstitution

● *Lycopus europaeus*

Deutsche Namen	**Wolfstrapp**
Apothekenübliche Drogen/ Zubereitungsformen	(Hb. Lycopi) ∅, Homöopathische Niedrigpotenzen Spagyrische Zubereitungen
Humorale Qualität	k / t (hergeleitet aus der Wirkungsweise)
Säftebezug	Dämpft das überhitzte gelbgallige Prinzip
Indikationen	Leichte und mittelschwere Formen der Hyperthyreose mit oder ohne Struma: Erregungszustände, Schlaflosigkeit, Tachykardie, Hyperhidrosis
Anwendungsmöglichkeiten	Hb: Infus (1 gehäufter TL pro 0,25 l Wasser, 5 Min. ziehen lassen)
Besonderheiten	Die Pflanze wird in der traditionellen Literatur nicht erwähnt. Die Angaben der humoralen Qualitäten entstammen der praktischen Anwendung dieser Pflanze durch den Autor. Lycopus ist günstig kombinierbar mit: Agnus castus, Leonurus cardiaca, Valeriana off.
Konstitutionstherapie	Oxygenoide Konstitution
Augendiagnostische Hinweiszeichen	Aufhellungen und Reizfasern im Schilddrüsensektor

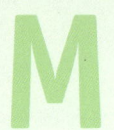

Malva sylvestris

Deutsche Namen	**Malve, Käsepappel, Rosspappel, Bärwinde, Schwellkraut**
Apothekenübliche Drogen/ Zubereitungsformen	Flor. Malvae Folia Malvae ∅, Homöopathische Niedrigpotenzen Spagyrische Zubereitungen
Humorale Qualität	w 1 / f 2
Wirkungskriterien	Befeuchtend, erweichend, mildert gelbgallige Schärfen, glättet den Darm und andere Schleimhäute durch Anregung der Schleimproduktion
Säftebezug	Fördert Phlegma, dämpft das cholerische Prinzip
Indikationen	Trockene Katarrhe Trockener Reizhusten Fieber mit Trockenheit Heiserkeit Akute Gastritis Colitis Blasenreizung, Zystitis, Harntröpfeln Wundbehandlung Hautgeschwüre, fließende Ekzeme
Kontraindikationen/ Vorsichtsmaßnahmen	Schwächt den gesunden Magen
Anwendungsmöglichkeiten	Droge: Infus (1 gehäufter TL pro 0,25 l Wasser, 5 Min. ziehen lassen) oder Kaltauszug (1 TL pro 0,25 l Wasser, über Nacht ziehen lassen) Ext: Auflagen, Umschläge und Bäder mit Infus
Besonderheiten	Sitzbäder: »erweychet die Hartigkeit der Beermutter« [= Myom] (Dioskurides) »… nimmt alles Gifft vom Herzen / wie dasselbige auch seyn mag.« (Lonicerus)

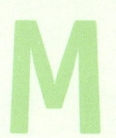

● Mandragora officinarum / autumnalis

Deutsche Namen	**Alraune**
Apothekenübliche Drogen/ Zubereitungsformen	(Rad. Mandragorae) ∅, Homöopathische Niedrigpotenzen Spagyrische Zubereitungen (Rezeptfrei ab D2)
Humorale Qualität	k 3 / t 1 (sehr unterschiedliche Literaturangaben!)
Wirkungskriterien	Kühlend, erweichend, Flüsse stillend, schlaffördernd, schmerzstillend, stimmungsaufhellend
Säftebezug	Reguliert das überschießende Sanguis-Prinzip Treibt Schleim und Schwarzgalle aus
Indikationen	Schlaflosigkeit Schmerzen aller Art (wurde als Narkotikum bei chirurgischen Eingriffen verwendet) Aphrodisiakum Reguliert die Gefäßmotorik (bes. spastische Zustände im arteriellen System)
Kontraindikationen/ Vorsichtsmaßnahmen	Stark giftig!
Anwendungsmöglichkeiten	Anwendung nur in homöopathischen Potenzen (D2–D4) empfehlenswert. (Meist als Konstitutionsmittel)
Besonderheiten	Mandragora kann – im Widerspruch zu den aufgeführten humoralen Qualitäten – in hohen Dosierungen zu heftigen psychischen Erregungszuständen mit Wahnvorstellungen, evtl. mit tödlichem Ausgang, führen.
Konstitutionstherapie	Hämatogene Konstitution

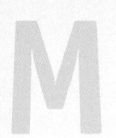

● Marrubium vulgare

Deutsche Namen	**Gemeiner Andorn**
Apothekenübliche Drogen/ Zubereitungsformen	Hb. Marrubii Tct. Marrubii Ø, Homöopathische Niedrigpotenzen Spagyrische Zubereitungen
Humorale Qualität	w 2 / t 3
Wirkungskriterien	Erwärmend, trocknend, eröffnend, zerteilend, reinigend
Säftebezug	Reinigt von zähem, grobem Schleim
Indikationen	Verstopfung von Leber und Milz Alte, trockene Katarrhe der Brust Asthmatische Zustände Bauchschmerzen durch Winde Emmenagogum
Kontraindikationen/ Vorsichtsmaßnahmen	Vorsicht in der Schwangerschaft
Anwendungsmöglichkeiten	Droge: Infus (1 gehäufter TL pro 0,25 l Wasser, 5 Min. ziehen lassen) oder Droge: Kaltauszug (1 TL pro 0,25 l Wasser, über Nacht ziehen lassen)

● Marsdenia condurango

Deutsche Namen	**Condurango**
Apothekenübliche Drogen/ Zubereitungsformen	Cort. Condurango Extr. Condurango fluid. 20 Trpf. pro Dosis Extr. Condurango sicc. 0,1 g pro Dosis Vinum Condurango 3 x tgl. 1 Likörglas a. c. Tct. Condurango Ø, Homöopathische Niedrigpotenzen
Humorale Qualität	w 3 / f 2

Forts. →

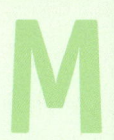

→ *Marsdenia condurango*

Säftebezug	Fördert Ausscheidung der Melancholera
Wirkungskriterien	Erwärmend, tonisierend
Indikationen	Tonisiert den kalten Magen, v. a. bei alten Menschen. Appetitanregend / Roborans Präkanzerose des Magens Adjuvans bei Magen-Ca.
Anwendungsmöglichkeiten	Cortex: Infus ($1/2$–1 TL pro 0,25 l Wasser, 5 Min. ziehen lassen) oder Droge: Kaltauszug ($1/2$–1 TL pro 0,25 l Wasser, über Nacht ziehen lassen)
Besonderheiten	Speziell bei alten Menschen. Rezeptvorschlag bei chron. atrophischer Gastritis, Subacidität und Atonie des Magens, Appetitlosigkeit, (Prä)kanzerose des Magens: Imperatoria ⌀ Tct. Angelicae aa 20.0 Acid. hydrochlorici dil. 1.0 Pepsini 5.0 Vini Condurango ad 250.0 M. f. dil DS: 3 x tgl. 1 Likörglas, ($1/4$ Std. v. d. E.) (Modifiziert vom Autor, nach Josef Karl)
Anmerkung	Condurango war den ›alten‹ Autoren nicht bekannt, da es sich um eine südamerikanische Pflanze handelt. Die Angaben der humoralen Qualitäten ergeben sich aus den heute üblichen Indikationen und Beobachtungen des Autors bei der therapeutischen Anwendung der Pflanze.

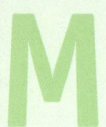

● Matricaria chamomilla

Deutsche Namen	**Echte Kamille**
Apothekenübliche Drogen/ Zubereitungsformen	Flor. Chamomillae Tct. Chamomillae Extr. Chamomillae fluid. Extr. Chamomillae sicc. Ol. Chamomillae aeth. Ol. Chamomillae inf. (= fettes Kamillenöl in Erdnussöl) ∅, Homöopathische Niedrigpotenzen Spagyrische Zubereitungen
Humorale Qualität	Sehr unterschiedliche Qualitäten, je nach Zubereitungsart: w 2 / t 3 als **Kurzinfus (< 5 Min.)** k 1 / t 3 als **Langinfus (> 10 Min.)**
Wirkungskriterien	Erweichend, öffnend, auflösend, stärkend
Indikationen	Verstopfung von Leber, Milz, Niere und Gebärmutter. Magenschmerzen durch Kälte Nierenstein (fördert die Austreibung) Harnverhaltung Wunden: Reinigt und regt Epithelialisierung an Ohrenschmerzen (Kamillensäckchen) Spastische Bauchschmerzen Unruhezustände Zahnungsbeschwerden (Schmerzen, Durchfall, Husten) Dysmenorrhoe
Kontraindikationen/ Vorsichtsmaßnahmen	Keine Anwendung am und im Auge! Anwendung auf max. 4 Wochen begrenzen. Häufiges und langandauerndes Trinken von Kamillentee kann bei gesunden Menschen Magenschmerzen auslösen.
Anwendungsmöglichkeiten	Droge: Infus (1 gehäufter TL pro 0,25 l Wasser, 5 Min. ziehen lassen)

Forts. →

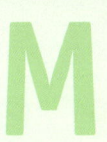

→ *Matricaria chamomilla*

	Kopfdampfbäder (Sinusitis, Bronchitis, Tubenkatarrh, Otitis media)
	Sitzbäder (Dysmenorrhoe, Zystitis, Fluor albus)
	Auflagen, Waschungen, Bäder
	Kamillensäckchen (Ohrenschmerzen)
Monopräparate	Chamo S Bürgen (Ysatfabrik) Eukamillat (Biocur) Kamillosan (Asta medica) Perkamillon (Robugen)
Konstitutionstherapie	Gastrische Konstitution Spasmophile Diathese

● *Melilotus officinalis*

Deutsche Namen	**Steinklee, Honigklee**
Apothekenübliche Drogen/ Zubereitungsformen	Hb. Meliloti Extr. Meliloti fluid. Tct. Meliloti ∅, Homöopathische Niedrigpotenzen Spagyrische Zubereitungen
Humorale Qualität	w 1 / t 2
Wirkungskriterien	Zerteilend, erweichend, zusammenziehend, schmerzlindernd
Säftebezug	Stagnation des Blutflusses Venosität
Indikationen	Traditionell: Eröffnet die verstopfte Leber (Gute Kombination mit Calamus und Agrimonia) Hitzige Geschwülste aller Art Hitzige Krankheiten der Augen Hitzige, geschwollene und schmerzhafte Glieder

Forts. →

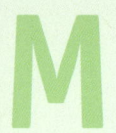

→ *Melilotus officinalis*

	Heute übliche Verwendung: Stauungszustände im Lymph- und Venensystem Plethorische Zustände in Kopf, Abdomen und Beinen. Varikosis Thrombophlebitis Prophylaxe von Thrombosen und Embolien (Antikoagulans) Plethorische Kopfschmerzen Lymphflussanregend Ext.: Kataplasmen und Kräuterkissen bei rheumatischen Gelenkschmerzen und zur Reifung von Furunkeln und Abszessen.
Kontraindikationen/ Vorsichtsmaßnahmen	Bei hoher Dosierung Gefahr von Kopfschmerzen
Anwendungsmöglichkeiten	Hb: Infus (1 gehäufter TL pro 0,25 l Wasser, 5 Min. ziehen lassen) oder Kaltauszug (1 TL pro 0,25 l Wasser, über Nacht ziehen lassen) Heiße Breiumschläge oder Kräuterkissen äußerlich.
Besonderheiten	Wurde in der alten Heilkunde vorwiegend äußerlich angewendet
Konstitutionstherapie	Plethorische Konstitution

● *Melissa officinalis*

Deutsche Namen	**Zitronenmelisse**
Apothekenübliche Drogen/ Zubereitungsformen	Fol. Melissae Extr. Melissae fluid. Spiritus Melissae Tct. Melissae Ol. Melissae aeth.

Forts. →

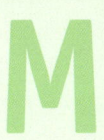

→ *Melissa officinalis*

	∅, Homöopathische Niedrigpotenzen Spagyrische Zubereitungen
Humorale Qualität	w 2 / t 1–2
Säftebezug	Reinigt das Blut von Melancholera Treibt melancholische Feuchtigkeit aus
Indikationen	Kalte Krankheiten von Kopf, Herz, Magen und Gebärmutter. Lähmungen und Schwindel durch Kälte Bauchschmerzen Verdauungsfördernd: Erwärmt den Magen Herzschwäche durch Kälte, Ohnmacht Keuchender Atem, macht die Brust weit Übelkeit Unruhe Schlaflosigkeit
Anwendungsmöglichkeiten	Folia: Infus (1 gehäufter TL pro 0,25 l Wasser, 5 Min. ziehen lassen) Extern: Umschläge (bei spastischen Zuständen) Bäder (Mit Infus oder Öl) Einreibungen mit Spiritus Melissae
Besonderheiten	»…und ein Mensch, der sie isst, lacht gern, weil die Wärme die Milz berührt und daher das Herz erfreut wird.« (Hildegard v. Bingen) »… lautern und bezwingen das melancholische Geblüt / vertreiben alle Traurigkeit und Schrecken / so sie von der Melancholey herkommen / und machen frölichte Träume / führen auch zum Theil das verbrannte Geblüt aus dem Leib.« (Tabernaemontanus)
Konstitutionstherapie	Neurogene Konstitution Spasmophile Diathese

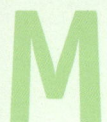

● Mentha piperita *(und andere Mentha-Arten)*

Deutsche Namen	**Pfefferminze**
Apothekenübliche Drogen/ Zubereitungsformen	Hb. Menthae pip. Extr. Menthae pip. fluid. Tct. Menthae pip. Ol. Menthae pip. aeth. Sirup. Menthae pip. Spirit. Menthae pip.
Humorale Qualität	w 3 / t 3
Wirkungskriterien	Erwärmend, trocknend, zusammenziehend, stärkend
Säftebezug	»… zertheilet allerley groben Schleim / so sich im Magen und in der Leber verhaltet.«
Indikationen	Stärkt und erwärmt den Magen, fördert die Verdauung. Aufstoßen, Sodbrennen, Brechreiz Bauchgrimmen Treibt den Gallefluss Zahnfleischerkrankungen Heute übliche Verwendung: Cholezystopathien Postcholezystektomiesyndrom
Kontraindikationen/ Vorsichtsmaßnahmen	Vorsicht bei biliärer Konstitution und sonstigen cholerischen Zuständen: »… dann das Blut wird darvon dünn und wässerig / und leichtlich in Gallen verändert …« (Tabernaemontanus) Bei Daueranwendung (> 6 Wochen) ist lebertoxische Wirkung möglich.
Anwendungsmöglichkeiten	Droge: Infus (1 gehäufter TL pro 0,25 l Wasser, 5 Min. ziehen lassen) Ol. und Spiritus zu Einreibungen (bei Kopfschmerzen, Erkältungskrankheiten und Bauchkrämpfen) Kräuterkissen

Forts. →

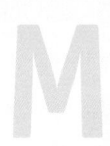

→ *Mentha piperita (und andere Mentha-Arten)*

Besonderheiten	Die Pfefferminze ist eine Züchtung aus Mentha aquatica und Mentha spicata. Sie wird in der Literatur als eigene Art erst Ende des 17. Jahrhunderts erwähnt. In der traditionellen Literatur werden alle Minzen wegen ihrer Ähnlichkeit in den humoralen Qualitäten und Indikationen in einem Kapitel beschrieben.
Ähnliche Arten	Mentha crispa / spicata: Krausenminze Mentha pulegium: Poleiminze Mentha aquatica: Bachminze

● *Menyanthes trifoliata* (= *Trifolium fibrinum*)

Deutsche Namen	**Fieberklee, Bitterklee, Biberklee**
Apothekenübliche Drogen/ Zubereitungsformen	Fol. Trifolii fibr. Extr. Trifolii fibr. sicc. Extr. Trifolii fibr. spiss. Tct. Trifolii fibr. ∅, Homöopathische Niedrigpotenzen Spagyrische Zubereitungen
Humorale Qualität	w 2 / t 2 (Graduierung ist in der Literatur unklar)
Wirkungskriterien	Erwärmend, trocknend, zusammenziehend
Säftebezug	Erweicht den groben Schleim
Indikationen	Verdauungsfördernd Appetitlosigkeit Atonie des Magens Darmkrankheiten durch zähen, harten Schleim Fieberhafte Krankheiten Fluor albus
Anwendungsmöglichkeiten	Folia: Kaltauszug (1 TL pro 0,25 l Wasser, über Nacht ziehen lassen)

Forts. →

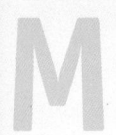

→ *Menyanthes trifoliata*

Besonderheiten	Gutes Tonicum bei konsumierenden Krankheiten und in der Rekonvaleszenz.
	In der traditionellen Literatur werden den verschiedenen Kleearten ähnliche Qualitäten und Indikationen zugesprochen.
Präparatehinweis	Cefaktivon (Cefak)

● Nasturtium officinalis / aquaticum

Deutsche Namen	**Brunnenkresse**
Apothekenübliche Drogen/ Zubereitungsformen	Hb. Nasturtii ∅, Homöopathische Niedrigpotenzen Spagyrische Zubereitungen Frischsaft
Humorale Qualität	Frische Droge: w 2 / t 2 Samen: w 4 / t 3
Wirkungskriterien	Stark erwärmend, zerteilend
Säftebezug	Fördert Phlegmakochung Fördert Ausscheidung von rohem Schleim
Indikationen	Traditionell: Kalter Magen Milzverhärtung Verstopfung und Fäulnis der Leber und Milz Akute und chronische Ekzeme Entzündungen der Mundschleimhaut Heute übliche Verwendung: Bakterielle und mykotische Infektionen
Kontraindikationen/ Vorsichtsmaßnahmen	Vorsicht in der Schwangerschaft
Anwendungsmöglichkeiten	Die getrocknete Droge verliert stark an Wirksamkeit: Frischzubereitungen oder alkoholische Auszüge verwenden! Frischsaft: 60–150 g pro Tag in Mineralwasser oder Buttermilch im Verhältnis 1:5 Salat
Konstitutionstherapie	Skrofulose
Besonderheiten	Vergleiche auch: Tropaeolum majus s. Auch die Gartenkresse hat die gleichen Qualitäten und sollte als warmes und trockenes Gemüse diätetisch verwendet werden.

Nerium oleander / odoratum

Deutsche Namen	**Oleander, Rosenlorbeer**
Apothekenübliche Drogen/ Zubereitungsformen	(Fol. Oleandri) Extr. Oleandri fluid. ∅, Homöopathische Niedrigpotenzen Spagyrische Zubereitungen
Humorale Qualität	w 3 / t 2
Indikationen	Wurde in der traditionellen Medizin wegen der Giftigkeit nicht verwendet. Heute übliche Verwendung: Mittelschwere Herzinsuffizienz mit guter diuretischer Wirkung.
Kontraindikationen/ Vorsichtsmaßnahmen	Giftig!
Anwendungsmöglichkeiten	Als Teedroge ungebräuchlich. Standardisierte Präparate verwenden!

Olea europaea

Deutsche Namen	**Ölbaum, Olive**
Apothekenübliche Drogen/ Zubereitungsformen	Fol. Oleae Extr. Oleae fluid. Ol. Olivarum
Humorale Qualität	Folia: k 2 / t 2 Reife Oliven: w 2 / f 2 Unreife Oliven k 2 / t 2 Eingelegte Oliven: k 2 / t 2 Olivenöl: w 2 / f 2
Wirkungskriterien	Zusammenziehend, zerteilend
Indikationen	Traditionell: Oliven: Stärken den Magen und verzehren die »böse« Feuchtigkeit. Regen Appetit an »… aber sie geben dem Leib gantz und gar keine Nahrung« (Tabernaemontanus) Folia: Ext.: Hitzige Geschwülste und Geschwüre, Furunkel, Karbunkel. Mundfäule (Gurgeln mit Infus) Heute übliche Verwendung: Folia: Hypertonie
Anwendungsmöglichkeiten	Folia: Infus (2 gehäufte TL pro 0,25 l Wasser, 5 Min. ziehen lassen) Oleum: Trägeröl für andere Pflanzenauszüge Wickel bei Reizhusten der Trachea und Bronchien Einreibung bei trockener Haut und Ekzemen
Monopräparate	Olivysat Bürger Liqu./ Tbl. (Ysatwerke)

● Ononis spinosa

Deutsche Namen	**Dorniger Hauhechel, Steinwurzel**
Apothekenübliche Drogen/Zubereitungsformen	Rad. Ononidis Hb. Ononidis Extr. Ononidis fluid. Ø, Homöopathische Niedrigpotenzen Spagyrische Zubereitungen
Humorale Qualität	w 3 / t 3
Wirkungskriterien	Erwärmend, trocknend, reinigend, verdünnend, zerteilend
Indikationen	Nierensteine/-griess (harntreibend)
Anwendungsmöglichkeiten	Droge: Infus (2 gehäufte TL pro 0,25 l Wasser, 5 Min. ziehen lassen) oder Kaltauszug (2 TL pro 0,25 l Wasser, über Nacht ziehen lassen)
Konstitutionstherapie	Harnsaure Diathese

● Origanum vulgare

Deutsche Namen	**Wilder Dost, Wilder Majoran**
Apothekenübliche Drogen/Zubereitungsformen	Hb. Origani Ø, Homöopathische Niedrigpotenzen Spagyrische Zubereitungen
Humorale Qualität	w3 / t3
Wirkungskriterien	Erwärmend, eröffnend, reinigend, zerteilend
Säftebezug	Verzehrt und trocknet die kalte und überflüssige Feuchtigkeit
Indikationen	Verstopfung der inneren Organe, bes. Lunge, Leber und Gebärmutter

Forts. →

→ *Origanum vulgare*

	Alter Husten durch zähen, groben Schleim, fördert Auswurf. Übermäßiger Geschlechtstrieb Dysmenorrhoe
Anwendungsmöglichkeiten	Hb: Infus (1 gehäufter TL pro 0,25 l Wasser, 5 Min. ziehen lassen)

● *Oxalis acetosella*

Deutsche Namen	**Sauerklee, Hain-Sauerklee**
Apothekenübliche Drogen/ Zubereitungsformen	(Hb. Oxalidis acetosellae) Ø, Homöopathische Niedrigpotenzen Spagyrische Zubereitungen
Humorale Qualität	k2 / t1
Wirkungskriterien	Kühlend, eröffnend
Säftebezug	Kühlt die übermäßige Hitze der Leber (Cholerische Zustände)
Indikationen	Spastische Gallenwegserkrankungen Gastritis Hyperkinetisches Herzsysndrom
Kontraindikationen/ Vorsichtsmaßnahmen	Oxalatsteine
Anwendungsmöglichkeiten	Hb: Infus (1 gehäufter TL pro 0,25 l Wasser, 5 Min. ziehen lassen)

Paeonia officinalis

Deutsche Namen	**Pfingstrose**
Apothekenübliche Drogen/ Zubereitungsformen	Flor. Paeoniae Rad. Paeoniae ∅, Homöopathische Niedrigpotenzen Spagyrische Zubereitungen
Humorale Qualität	w 2 / t 2
Wirkungskriterien	Erwärmend, trocknend, zusammenziehend
Indikationen	Kalte Gebrechen des Hauptes: Fallsucht (Epilepsie) Schwindel; Alpträume Zahnkrämpfe bei Kindern Gichtige Erkrankungen Hämorrhoiden (Rad.)
Anwendungsmöglichkeiten	Flor.: Infus ($1/2$–1 gehäufter TL pro 0,25 l Wasser, 5 Min. ziehen lassen) Rad.: Infus ($1/2$ gehäufter TL pro 0,25 l Wasser, 5 Min. ziehen lassen)
Besonderheiten	»Wider den Schwindel und andere Gebrechen des Hirns/ so von desselben Blödigkeit herkommen / dann es haben die Paeonien eine sonderliche Art das Hirn zu stärken und zu kräftigen.« (Tabernaemontanus)

Papaver rhoeas

Deutsche Namen	**Klatschmohn, Feldmohn, Klapperrose**
Apothekenübliche Drogen/ Zubereitungsformen	Flor. Rhoeados Sirup. Rhoeados ∅, Homöopathische Niedrigpotenzen Spagyrische Zubereitungen

Forts. →

→ *Papaver rhoeas*

Humorale Qualität	k 3 / ? (Über trockene oder feuchte Qualität wird in der Literatur keine Angabe gemacht.)
Wirkungskriterien	Stark kühlend
Säftebezug	Kühlt jede innerliche Hitze
Indikationen	Hitzige Fieber und Geschwulst Hitze im Hals, Halsbräune Hitziges Stechen der Augen Husten, Reizhusten, der nicht zur Ruhe kommt (bes. bei Kindern) Heiserkeit
Anwendungsmöglichkeiten	Flor.: Infus (1 gehäufter TL pro 0,25 l Wasser, 5 Min. ziehen lassen)

● *Pelargonium reniforme / sidoides*

Deutsche Namen	**Südafrikanische Geranienarten »Umckaloabo«**
Apothekenübliche Drogen/ Zubereitungsformen	Umckaloabo (Fa. Iso) Homöopathische Niedrigpotenzen
Humorale Qualität	w 2 / t 2
Wirkungskriterien	Erwärmend, eröffnend, zusammenziehend
Säftebezug	Erwärmt und leitet pathologisches Phlegma aus
Indikationen	Akute, chronische und chron.-rezidivierende Katarrhe, bes. der Atemwegsschleimhäute: Angina tonsillaris Sinusitis Tubenkatarrh / Otitis media Laryngitis

Forts. →

→ *Pelargonium reniforme / sidoides*

	Bronchitis Asthma bronchiale Konjunktivitis Adjuvans und Nachbehandlung der Tuberkulose
	Zystitis Pyelitis
Monopräparate	Umckaloabo »Iso«
Besonderheiten	Eine der wichtigsten »neuentdeckten« Heilpflanzen für die Behandlung der Skrofulose (v. a. torpide Skrofulose)
Konstitutionstherapie	Lymphatisch-hyperplastische Konstitution Katarrhalisch-rheumatische Konstitution Exsudative Diathese Skrofulose

● *Petasites officinalis / hybridus*

Deutsche Namen	**Pestwurz**
Apothekenübliche Drogen/ Zubereitungsformen	Rhiz. Petasitidis Fol. Petasitidis ∅, Homöopathische Niedrigpotenzen Spagyrische Zubereitungen
Humorale Qualität	w 2 / t 2
Wirkungskriterien	Erwärmend, trocknend, eröffnend
Säftebezug	Erwärmt und trocknet kalten, rohen Schleim
Indikationen	Bauchgrimmen Schwerer Atem, Husten und Keuchen wegen grobem, kalten Schleim, der nicht ausgeworfen werden kann. Geschwüre Trocknet fließende und feuchte Wunden

Forts. →

→ *Petasites officinalis / hybridus*

	Dysmenorrhoe (regeltreibend)
	Würmer
	Gegen alle Gifte (wurde gegen die Pest eingesetzt)
Anwendungsmöglichkeiten	Rhiz.: Infus
	(½–1 TL pro 0,25 l Wasser, 5 Min. ziehen lassen)
	Fol.: Infus
	(1 gehäufter TL pro 0,25 l Wasser,
	5 Min. ziehen lassen)
Monopräparate	Petadolex (Weber & Weber)
	Petasites-Dragees (Bioforce / Stüber)
Konstitutionstherapie	Spasmophile Diathese

● *Petroselinum crispum*

Deutsche Namen	**Petersilie, Peterlein**
Apothekenübliche Drogen/ Zubereitungsformen	Hb. Petroselini
	Rad. Petroselini
	Sem. Petroselini
	Ol. Petroselini aeth.: 3–5 Tr. pro Dosis
	∅, Homöopathische Niedrigpotenzen
	Spagyrische Zubereitungen
Humorale Qualität	w 2–3 / t 2
Wirkungskriterien	Erwärmend, stärkend, eröffnend
Säftebezug	Kocht den kalten, zähen Schleim
Indikationen	Eröffnet die Verstopfungen aller Organe, bes. der Leber und der Niere.
	Harntreibend, reinigt Niere und Blase
	Gegen Krankheiten der Niere durch Kälte
	Blasenentzündung
	Steintreibend
	Darmwinde
	Asthma mit zähem Schleim

Forts. →

P

→ *Petroselinum crispum*

Kontraindikationen/ Vorsichtsmaßnahmen	Soll gemieden werden bei Krankheiten der Augen und des Kopfes, bes. der Fallsucht Schwangerschaft (»… denn sie werden gar unkeusch darvon«) Stillzeit (Reduziert Milchproduktion und macht die Kinder krank) Verstärkt Potenzstörungen beim Mann
Anwendungsmöglichkeiten	Hb.: Infus (1 gehäufter TL pro 0,25 l Wasser, 5 Min. ziehen lassen) Sem.: Infus (1 gehäufter TL pro 0,25 l Wasser, 5 Min. ziehen lassen) oder Kaltauszug Rad.: Dekokt (1 gehäufter TL pro 0,25 l Wasser, 10 Min. kochen lassen)
Besonderheiten	»… in allen Krankheiten / die von unnatürlicher Kält und Feucht mit Überfluss zähes kaltes Schleims ihren Ursprung haben.« (Tabernaemontanus)

● *Phaseolus vulgaris*

Deutsche Namen	**Gartenbohne, Buschbohne**
Apothekenübliche Drogen/ Zubereitungsformen	Frct. Phaseoli sine sem. Tct. Phaseoli ∅, Homöopathische Niedrigpotenzen Spagyrische Zubereitungen
Humorale Qualität	w 1 / f 1 oder k 1 / t 1 (Unterschiedliche Angaben in der traditionellen Literatur) Rote Bohnen sind wärmer
Wirkungskriterien	Bohnenfrüchte reinigend Schalen und Rinde zusammenziehend

Forts. →

→ *Phaseolus vulgaris*

Indikationen	Treiben Harn und Menstruationsblutung
	Modern: Adjuvans bei Diabetes mellitus
Anwendungsmöglichkeiten	Droge: Infus (1 gehäufter EL pro 0,25 l Wasser, 5 Min. ziehen lassen)

● *Pinien–Arten (Piniaceae)*

Arten:	Pinus sylvestris (Gemeine Kiefer) Pinus mugo Ssp. Pumilio (Latschenkiefer) Larix decidua mill. (Lärche)
Apothekenübliche Drogen/ Zubereitungsformen	Turiones Pini conc. Resina Pini pulv. (Zu Hautreizsalben 10%) Ol. Pini pumiliones (Einreibung 50%, zu Inhalationen unverdünnt) Ol. Pini sibiricum (dto.) Ol. Pini silvestris (dto.) Ol. Terebinthinae balsamici (Zu Salben, Linimenten, Pflastern, als Badeextrakt und zur Inhalation) Ol. Terebinthinae rectif. (5–10 Tr. pro Dosis, auch zur Inhalation) Ungt. Terebinthinae (Einreibungen) Fichtennadel – Franzbranntwein Homöopathie: Ol. Terebinthinae
Humorale Qualität	w 1 / f 2–3 (Harz w 3 / t 3)
Wirkungskriterien	Sanft erwärmend, erweichend, zerteilend, reinigend, zusammenziehend
Säftebezug	Löst und leitet zähen Schleim aus.
Indikationen	Husten: Auswurffördernd, besänftigend bei Atemwegserkrankungen mit starker Sekretion bzw. Eiterung.

Forts. →

→ *Pinien–Arten (Piniaceae)*

	Nieren- und Blasenschmerzen: Lindert den hitzigen und scharfen Harn, brennender Harn, Tröpfeln. Halbseitenlähmung: Einreiben der betroffenen Glieder mit warmem Öl. Zahnschmerzen: Nadeln in Essig kochen und damit Mund ausspülen.
	Schwächezustände und nervöse Erregbarkeit (stärkend und erwärmend) (»Sie geben auch dem Leibe ein gute Nahrung«)
	Rheumatische und neuralgische Schmerzen (Einreibungen)
Kontraindikationen/ Vorsichtsmaßnahmen	Ol. Terebinthina führt bei Überdosierung zu Reizungen von Magen, Darm und Nieren. Kinder besonders gefährdet! Cave: Nierenerkrankungen
Anwendungsmöglichkeiten	s. o.

● *Pimpinella anisum*

Deutsche Namen	**Anis**
Apothekenübliche Drogen/ Zubereitungsformen	Frct. Anisi Tct. Anisi Ol. Anisi aeth. ∅, Homöopathische Niedrigpotenzen Spagyrische Zubereitungen
Humorale Qualität	w 2–3 / t 2–3
Wirkungskriterien	Erwärmend, trocknend, zerteilend
Säftebezug	Erwärmt und leitet kaltes, scharfes Phlegma aus
Indikationen	Blähungen des Magens, des Darms und der Milz Kalte Lebererkrankungen mit Leberverstopfung Wassersucht

Forts. →

→ *Pimpinella anisum*

	»Anis zerteilt das Wasser zwischen Fell und Fleisch« (Lonicerus) Öffnet die verstopfte Niere und Blase Nierensteine Schwindel Sehstörungen: Mückensehen, Flimmern Kalte Flüsse der Nase, Augen und Ohren Regt Milchbildung an Mundgeruch (Früchte kauen) Kalte Lungenerkrankungen mit Obstruktionen und zähem Schleim. Rauher scharfer Husten und Heiserkeit Fluor albus
Anwendungsmöglichkeiten	Frct: Dekokt ($^1/_2$ TL pro 0,25 l Wasser, kurz kochen lassen) Ol. aeth: 2–6 Trpf., mehrmals tgl. int. Extern zu Hautsalben 10%
Besonderheiten	Verwendet wird auch Anisum stellatum (Sternanis)

● *Pimpinella major / saxifraga*

Deutsche Namen	**Große Bibernelle (P. major)** **Kleine Bibernelle (P. saxifraga)**
Apothekenübliche Drogen/ Zubereitungsformen	Rad. Pimpinellae Rad. Pimpinellae pulv. Tct. Pimpinellae Extr. Pimpinellae fluid. Extr. Pimpinellae spiss. (0,5 g pro Dosis) Extr. Pimpinellae aquosa sicc. Ø, Homöopathische Niedrigpotenzen Spagyrische Zubereitungen
Humorale Qualität	w 2–3 / t 2–3
Wirkungskriterien	Erwärmend, trocknend, zerteilend, verdünnend, eröffnend

Forts. →

→ *Pimpinella major / saxifraga*

Säftebezug	Erwärmt und leitet kalte, faule Feuchtigkeiten aus
Indikationen	Erwärmt und stärkt Magen, Leber, Nieren und Blase und eröffnet deren Verstopfung. Kalter, verdauungsschwacher Magen Führt die »faulen Feuchtigkeiten« durch den Schweiß aus der Haut (schweißtreibend). Kalter Husten: Lässt den kalten, zähen Schleim auswerfen Keuchen, schwerer Atem Katarrhe des Rachens und des Kehlkopfes Heiserkeit
Anwendungsmöglichkeiten	Rad.: Dekokt (1 TL pro 0,25 l Wasser, 10 Min. kochen lassen) Tct. und Extr. fluid. auch zum Gurgeln
Konstitutionstherapie	Skrofulöse Krankheiten v. a. der Atemwege

● *Plantago lanceolata*

Deutsche Namen	**Spitzwegerich**
Apothekenübliche Drogen/ Zubereitungsformen	Hb. Plantaginis lanceolatae Tct. Plantaginis lanceolatae Extr. Plantaginis lanceolatae fluid. Sirup. Plantaginis lanceolatae ∅, Homöopathische Niedrigpotenzen Spagyrische Zubereitungen
Weitere Kriterien	Siehe unter Plantago major
	In der alten Literatur wird dem Breitwegerich eine stärkere Wirkung zugesprochen, als dem Spitzwegerich

● *Plantago major*

Deutsche Namen	**Breitwegerich**
Apothekenübliche Drogen/ Zubereitungsformen	Hb. Plantaginis major Ø, Homöopathische Niedrigpotenzen Spagyrische Zubereitungen
Humorale Qualität	k 2 / t 2
Wirkungskriterien	Kühlend, trocknend, zerteilend, eröffnend, stoppt Flüsse
Säftebezug	»… stopfet in Summa alle Gebrechen / so zu viel fliessen.« (Tabernaemontanus)
Indikationen	Bauchflüsse, mit und ohne Blut Dysenteria: Fluss mit Blut Lienteria: Fluss mit unverdauter Nahrung Eröffnet Nieren, Leber und Milz und kühlt sie Nierenerkrankungen durch Schleimverstopfung, Konkremente Hitzige Atemwegserkrankungen, Schwindsucht Ext.: Hitzige Wunden, Geschwüre und Geschwülste Furunkel, Karbunkel, Verbrennungen, Mundfäule Ohrenschmerzen
Anwendungsmöglichkeiten	Herba: Infus (2–3 TL pro 0,25 l Wasser, 5 Min. ziehen lassen) Ext.: Auflagen und Umschläge mit frischem Kraut
Besonderheiten	»Sie können auch zu allen innerlichen Versehrungen gebrauchet werden / es seye an der Leber / Lungen / Milz / Magen oder an Därmen / dann sie ein sonderliche Eigenschaft haben, auch innerliche Wunden zu heylen.« (Tabernaemontanus) In der alten Literatur wird dem Breitwegerich eine stärkere Wirkung zugesprochen als dem Spitzwegerich.
Konstitutionstherapie	Skrofulöse Dyskrasie; Exsudative Diathese

● *Plantago psyllium / afra*

Deutsche Namen	**Flohkraut, Flohsamen**
Apothekenübliche Drogen/ Zubereitungsformen	Sem. Psylli
Humorale Qualität	k 2 / f 2
Wirkungskriterien	Kühlend, erweichend, befeuchtend
Säftebezug	Kühlt die Gelbgalle und führt sie sanft aus.
Indikationen	Hitzige Rauhigkeit des Halses und der Brust, die von scharfen, hitzigen Flüssen verursacht wird. Lungenerkrankungen mit mangelndem Auswurf wegen Trockenheit. Stuhlverstopfung Stillt hitzigen cholerischen Bauchfluss
Anwendungsmöglichkeiten	Ansatz über Nacht mit Wasser (Schleimbildung), danach erwärmen, zur innerlichen und äußerlichen Anwendung. (Auflagen)
	»Der erweichte Schleim vom Samen mit Rosenöl gemischet / benimmt allen Schmerzen außwendig des Leibs / der von Hitz kommt / als ein Pflaster darauf gelegt.« (Lonicerus)
	Teelöffelweise Einnahme (2–4) mit Milch, Kompott oder Fruchtsaft

● *Polygonum aviculare*

Deutsche Namen	**Vogelknöterich, Wegtritt**
Apothekenübliche Drogen/ Zubereitungsformen	Hb. Polygoni avicularis Ø, Homöopathische Niedrigpotenzen Spagyrische Zubereitungen
Humorale Qualität	k 2 / t 2

Forts. →

→ *Polygonum aviculare*

Wirkungskriterien	Kühlend, trocknend, zusammenziehend
Säftebezug	»... wider den Gebrechen / darinnen die Gall unden und oben ausbricht ...« (Dioskurides)
Indikationen	»Löschet alle innerliche Hitz des Magens, der Leber, der Blasen und der Nieren.« (Tabernaemontanus)
	Stillt blutige Flüsse: Bauchfluss Blutspeien Erbrechen Nasenbluten Übermäßige Menstruationsblutung und Lochien
	Chronische Lungenerkrankungen
	Ext.: Hartnäckige Wunden
Anwendungsmöglichkeiten	Herba: Infus (2–3 TL pro 0,25 l Wasser, 10 Min. ziehen lassen)
Besonderheiten	Wichtige Kieselsäuredroge mit Wirkungsrichtung auf Blutgefäße und Atemwege
Konstitutionstherapie	Hämorrhagische Diathese Mesenchymal – hypoplastische Konstitution

● *Populus nigra / tremulus*

Deutsche Namen	**Pappel (verschiedene Arten)**
Apothekenübliche Drogen/ Zubereitungsformen	Gemmae Populi Ungt. Populi ∅, Homöopathische Niedrigpotenzen Spagyrische Zubereitungen
Humorale Qualität	k 1 / neutral
Wirkungskriterien	Sanft kühlend, reinigend

Forts. →

P

→ *Populus nigra / tremulus*

Indikationen	Blasen- und Prostataleiden Rheumatische / gichtige Gelenkschmerzen Salbe: » …so ist es ein Salb welche man zu vielen hitzigen Schmertzen brauchet …« (Tabernaemontanus) Brennende Fieber mit Unruhe: Stirn, Schläfen, Pulsstellen und Fußsohlen einreiben. Verbrennungen Hämorrhoiden
Anwendungsmöglichkeiten	Gemmae: Infus (1 gehäufter TL pro 0,25 l Wasser, 5 Min. ziehen lassen)

● *Potentilla anserina*

Deutsche Namen	**Gänsefingerkraut, Genserich**
Apothekenübliche Drogen/ Zubereitungsformen	Hb. Anserinae Tct. Anserinae ⌀, Homöopathische Niedrigpotenzen Spagyrische Zubereitungen
Humorale Qualität	w 1 / t 2
Wirkungskriterien	Trocknend, zusammenziehend
Säftebezug	Lindert übermäßige Hitze des Blutes und der Gelbgalle
Indikationen	Bauchflüsse, auch blutig Krampfartige Schmerzen im Abdomen, Koliken durch Hitze und Dämpfe. Lunge: »Dämpfigkeit« Wundheilung, Verletzungen: »zertheilet das gerunnen Blut / und führet es aus.« (Tabernaemontanus)

Forts. →

→ *Potentilla anserina*

	Nierensteine: »zermahlt und führt aus« Kopfschmerzen durch Hitze Übermäßige Menstruationsblutung Fluor albus
Anwendungsmöglichkeiten	Herba: Infus (1-3 TL pro 0,25 l Wasser, 5 Min. ziehen lassen) für Säuglinge in Milch kochen
Besonderheiten	Pharmakologische Wirkung: Spasmolytikum der glatten Muskulatur der Hohlorgane
Konstitutionstherapie	Spasmophile Diathese

● *Potentilla tormentilla*

Deutsche Namen	**Blutwurz, Ruhrwurz, Blutkraut, Rotheilwurz**
Apothekenübliche Drogen/ Zubereitungsformen	Rhiz. Tormentillae Tct. Tormentillae Extr. Tormentillae fluid. $\varnothing$, Homöopathische Niedrigpotenzen Spagyrische Zubereitungen
Humorale Qualität	neutral / t 3
Wirkungskriterien	Trocknend, zusammenziehend
Indikationen	Bauchflüsse, auch blutig (»Rothe Ruhr«) Flüsse des Kopfes Kopfschmerz, Schwindel von kalten Flüssen Übermäßige Menstruationsblutung Hämorrhoidalblutung Heute übliche Anwendung als Hämostypticum und Antidiarrhoicum Ext.: Mundfäule, Geschwüre im Mund und Rachen, Zahnfleischbluten, Parodontose. Auflagen und Waschungen bei feuchten Augen.

Forts. →

→ *Potentilla tormentilla*

Anwendungsmöglichkeiten	Rhiz.: Dekokt (2–3 TL pro 0,25 l Wasser, 10 Min. kochen lassen) intern und extern
	Tct.: 30–50 Trpf. Intern unverdünnt zu Schleimhautpinselungen Mundspülung 5% zum Gurgeln 20%
Konstitutionstherapie	Hämorrhagische Diathese

● *Primula veris*

Deutsche Namen	**Frühlingsschlüsselblume, Duftende Schlüsselblume**
Apothekenübliche Drogen/ Zubereitungsformen	Flor. Primulae Rad. Primulae Extr. Primulae fluid. Extr. Primulae sicc. Tct. Primulae ∅, Homöopathische Niedrigpotenzen Spagyrische Zubereitungen
Humorale Qualität	w 2 / t 2
Wirkungskriterien	Erwärmend, zusammenziehend, auflösend, eröffnend
Säftebezug	Erwärmt und zerteilt den groben Schleim
Indikationen	Alle Krankheiten, die durch Stockungen von kaltem, rohen Phlegma verursacht werden
	Gichtige Gelenkschmerzen Verstopfung von Nieren und Blase Benommenheit, Kopfschmerzen, Schlaganfall durch kalten Schleim (»Schleimschlag«) – auch prophylaktisch

Forts. →

→ *Primula veris*

	Herzstärkung (Rad.) Husten und Erkrankungen der Atemwege durch kalten Schleim (Altershusten). Migräne (durch Phlegmastockung) mit »Bandgefühl«. (vgl. homöopathisches Mittelbild!)
Anwendungsmöglichkeiten	Rad.: Dekokt ($^1/_2$–1 TL pro 0,25 l Wasser, 10 Min. kochen lassen)
	Flor.: Infus (1 gehäufter TL pro 0,25 l Wasser, 5 Min. ziehen lassen)
Besonderheiten	»… stärcket und erwärmet das kalte Hirn / zertheilet den groben Schleim / und löset auf die Verstopfung der Nerven.« (Tabernaemontanus)
Konstitutionstherapie	Venös-phlegmatische Konstitution Torpide Skrofulose
Rezeptvorschlag	Schlüsselblumensirup: 500 g frische Blüten mit einem Liter kochendem Wasser übergiessen, nach und nach Würfelzucker hinzugeben und leise köcheln lassen, bis ein gelber Sirup entsteht. *Cave:* steht unter Naturschutz!

● *Pulmonaria officinalis*

Deutsche Namen	**Lungenkraut, Hirschmangolt**
Apothekenübliche Drogen/ Zubereitungsformen	Hb. Pulmonariae Tct. Pulmonariae ⌀, Homöopathische Niedrigpotenzen Spagyrische Zubereitungen
Humorale Qualität	w 1 / f 2 (in der alten Literatur nicht klar definiert)
Wirkungskriterien	Erweichend, auflösend

Forts. →

→ *Pulmonaria officinalis*

Indikationen	Katarrhe der Atemwege, v. a. chronischer Husten, Heiserkeit, Rachenentzündung. Adjuvans bei Tbc. (Kieselsäuredroge) Katarrhe von Magen und Darm
Anwendungsmöglichkeiten	Hb.: Infus (1–2 gehäufter TL pro 0,25 l Wasser, 5 Min. ziehen lassen)
Besonderheiten	Wird auch bei Tabernaemontanus nur sehr rudimentär behandelt
Konstitutionstherapie	Skrofulöse Dyskrasie Tuberkulinische Diathese

● *Pulsatilla pratensis*

Deutsche Namen	**Kuhschelle, Küchenschelle**
Apothekenübliche Drogen/ Zubereitungsformen	Hb. Pulsatillae (Rp.) ∅, Homöopathische Potenzen Spagyrische Zubereitungen Rezeptfrei ab D4
Humorale Qualität	w 4 / t 2; Die Wurzel ist nicht ganz so warm: w 2 / t 2
Säftebezug	Säftestauungen durch Gefäßatonie (Plethora)
Indikationen	Phytotherapeutische Anwendung ist heute unüblich, wegen starker Toxizität
	Homöopathische Niedrigpotenzen: Dysmenorrhoe, Oligo-, Amenorrhoe Prämenstruelles Syndrom Rheumatische Gelenkschmerzen Neuralgien Otitis media

Forts. →

→ *Pulsatilla pratensis*

Kontraindikationen/ Vorsichtsmaßnahmen	Schwangerschaft (in phytotherapeutischen Dosierungen)
Anwendungsmöglichkeiten	Homöopathische Potenzen
Konstitutionstherapie	Plethorische Konstitution Endokrin–vegetative Konstitution

Q

● *Quercus robur*

Deutsche Namen	**Sommereiche, Stieleiche**
Apothekenübliche Drogen/ Zubereitungsformen	Cort. Querci Glandes Querces tostae (Eichelkaffee) ∅, Homöopathische Niedrigpotenzen Spagyrische Zubereitungen
Humorale Qualität	w 1/ t 2
Wirkungskriterien	Zusammenziehend
Indikationen	Durchfall, Bauchflüsse, auch blutig Übermäßige Menstruationsblutung Fluor albus Entzündungen der Mundschleimhaut und des Zahnfleisches. Chronische Lungenerkrankungen (auch mit blutigem Sputum) Myome, Malignome (bes. des Uterus) »Zieht das Gewächs zusammen« Nässende Ekzeme; Ulcus cruris Hämorrhoiden, Analfissuren, Analekzem Struma (Einreibung mit 5%iger Eichenrindensalbe) Konstitutioneller Fußschweiß (Fußbäder)
Kontraindikationen/ Vorsichtsmaßnahmen	*Cave: Unterdrückungsgefahr* biologisch sinnvoller Ausscheidungsreaktionen durch die stark adstringierende Wirkung!
Anwendungsmöglichkeiten	IInt.: Cortex: Infus oder Kaltauszug (1 gehäufter TL pro 0,25 l Wasser, 5 Min. ziehen lassen) Bei konstitutioneller Indikation Kuren über mindestens drei Monate: 3 x täglich 1 Tasse Ext.: Cortex: Infus oder Kaltauszug (2–3 EL pro l Wasser, 5 Min. ziehen lassen) 10%iger Infus oder Kaltauszug zu Waschungen oder Mundwasser 500 g Dekokt zum Vollbad

Forts. →

→ *Quercus robur*

Besonderheiten	Hufeland empfiehlt Eichelkaffee als Konstitutionsmittel bei skrofulös bedingter Hyperplasie der Lymphgewebe: $1/2$ TL pro Tasse Wasser, Infus mit etwas Milch und evtl. Honig.
Konstitutionstherapie	Skrofulöse Dyskrasie Lymphatisch-hyperplastische Konstitution Katarrhalisch-rheumatische Konstitution Hämorrhagische Diathese

● Rhamnus frangula

Deutsche Namen	**Faulbaum**
Apothekenübliche Drogen/ Zubereitungsformen	Cort. Frangulae Extr. Frangulae fluid. Extr. Frangulae sicc. (0,5 g pro Dosis) Tct. Frangulae ∅, Homöopathische Niedrigpotenzen Spagyrische Zubereitungen
Humorale Qualität	w 2 / t 2
Wirkungskriterien	Treibt den groben zähen Schleim und die Gelbgalle aus dem Körper
Säftebezug	Eröffnend, reinigend
Indikationen	Abführend, purgierend Stärkt und reinigt die Milz Öffnet die Verstopfung der Leber und Milz
Kontraindikationen/ Vorsichtsmaßnahmen	Frische Rinde ist giftig. Muss vor Gebrauch ein Jahr lang lagern! Spastische Obstipation
Anwendungsmöglichkeiten	Cortex: Kaltauszug (1–2 TL pro 0,25 l Wasser, über Nacht ziehen lassen)

● Rheum palmatum

Deutsche Namen	**Rhabarber, Chinesischer Rhabarber**
Apothekenübliche Drogen/ Zubereitungsformen	Rhiz. Rhei Extr. Rhei fluid.: 0,2–0,5 g pro Dosis Tct. Rhei vinosa: ½ TL pro Dosis Tct. Rhei aquosa: ½ TL pro Dosis Sirup. Rhei: Teelöffel- bis Esslöffelweise ∅, Homöopathische Niedrigpotenzen Spagyrische Zubereitungen

Forts. →

→ *Rheum palmatum*

Humorale Qualität	w 2 / t 2
Wirkungskriterien	Eröffnend, zerteilend, austreibend
Säftebezug	Purgiert unnatürliche Galle und Schleim Sirup: »Dieser Syrup hat auch ein Krafft die Gall / und auch die verbrannte schwartze Gall aus dem Leib zu führen / wird sonderlich den zarten Personen und jungen Kindern eingegeben …« (Tabernaemontanus)
Indikationen	Atonische Obstipation Stärkt und reinigt die Leber und den Magen Fieber, die von Gelbgalle herrühren
Kontraindikationen/ Vorsichtsmaßnahmen	Spastische Obstipation
Anwendungsmöglichkeiten	Rhiz.: Infus (1 gehäufter TL pro 0,25 l Wasser, 5 Min. ziehen lassen) als Laxans $^{1}/_{4}$–$^{1}/_{2}$ TL pro 0,25 l. Wasser, 5 Min. ziehen lassen als magenstärkendes Mittel
Besonderheiten	Harn färbt sich bei Anwendung rot

● *Ricinus communis*

Deutsche Namen	**Wunderbaum, Rizinus**
Apothekenübliche Drogen/ Zubereitungsformen	(Sem. Ricini) Stark toxisch, werden nur zur Ölgewinnung verwendet. Ol. Ricini: 1–2 TL pro Dosis ∅, Homöopathische Niedrigpotenzen Spagyrische Zubereitungen
Humorale Qualität	w 3 / t 3
Wirkungskriterien	Zerteilend, austreibend

Forts. →

→ *Ricinus communis*

Säftebezug	Treibt Wasser, Pflegma und Gelbgalle durch den Stuhlgang aus
Indikationen	Purgiermittel

● *Rosa canina*

Deutsche Namen	**Heckenrose, Hundsrose**
Apothekenübliche Drogen/ Zubereitungsformen	Frct. Cynosbati cum semine Frct. Cynosbati sine semine Sem. Cynosbati Rosa canina ∅, Homöopathische Niedrigpotenzen Spagyrische Zubereitungen
Humorale Qualität	k 1 / t 1
Wirkungskriterien	Zusammenziehend
Indikationen	Frct. Cynosbati sine semine: Stillen Bauchflüsse und Bluterbrechen Frct. Cynosbati cum semine und Sem. Cynosbati: Nieren- und Blasenleiden; Nierensteine
Anwendungsmöglichkeiten	Alle Drogen: Infus (1–2 TL pro 0,25 l Wasser, 5 Min. ziehen lassen)
Besonderheiten	Hagebuttenmus ist ein guter Vitamin C-Spender

● *Rosa gallica, – damascena, – centifolia u. a. Arten*

Deutsche Namen	**Gartenrose**
Apothekenübliche Drogen/ Zubereitungsformen	Flor. Rosae Ol. Rosae artificiale Ol. Rosae verum

Forts. →

→ *Rosa gallica, – damascena, – centifolia u. a. Arten*

	Ol. Rosae ligni brasil. Aqua Rosae Mel Rosatum (Rosenhonig) ∅, Homöopathische Niedrigpotenzen Spagyrische Zubereitungen
Humorale Qualität	**k 1 / t 1**
Wirkungskriterien	Zusammenziehend
Indikationen	Bauchflüsse
	Rosenwasser: Innerlich: Herzstärkend Hitzige Fieber Hypermenorrhoe
	Äußerlich: Augenschmerzen Schwellung der Lider Rote Augen
	Rosenhonig: Mundfäule Reinigt den Magen von fauler Feuchtigkeit
Anwendungsmöglichkeiten	Flor.: Infus (1 gehäufter TL pro 0,25 l Wasser, 5 Min. ziehen lassen) Intern und extern
Besonderheiten	Ein interessantes Rezept bei Herzzittern durch Hitze: Rosenwasser Sauerampferwasser Borretschwasser Melissenwasser zu gleichen Teilen 3 x tgl. 1 TL

● Rosmarinus officinalis

Deutsche Namen	**Rosmarin**

Apothekenübliche Drogen/ Zubereitungsformen	Fol. Rosmarini
	Tct. Rosmarini
	Ol. Rosmarini aeth.: Intern: 3–5 Trpf. pro Dosis
	                      Zu Einreibungen 10%
	                      Badezusatz: 1 TL auf ein Vollbad
	Vinum Rosmarini
	Spiritus Rosmarini: Zu Einreibungen, unverdünnt
	∅, Homöopathische Niedrigpotenzen
	Spagyrische Zubereitungen

Humorale Qualität	w 3 / t 3
Wirkungskriterien	Erwärmend, zerteilend, etwas zusammenziehend, eröffnend
Säftebezug	Zerteilt die grobe Feuchtigkeit und entfernt sie aus dem Blut. Fördert das Sanguis-Prinzip
Indikationen	Gegen alle kalten Flüsse Hypotone Kreislaufstörungen, Ohnmachtsneigung Kalte Krankheiten des Gehirns: Kopfdruck, Fallsucht, Schlafsucht, Schwindel, Lähmungen, Zittern, Empfindungsstörungen. Kalter Magen, der die Speisen nicht behalten kann Eröffnet und stärkt die verstopfte Leber und Milz, auch bei Gelbsucht. Fluor albus, Unfruchtbarkeit A-, Hypomenorrhoe Atemnot, fördert den Auswurf Entzündungen von Mund und Zahnfleisch Chronischer Kaltfuß Modern: Tonikum für Kreislauf und Nerven: Hypotonie, arterielle Durchblutungsstörungen Emmenagogum
Kontraindikationen/ Vorsichtsmaßnahmen	Vorsicht in der Schwangerschaft

Forts. →

→ *Rosmarinus officinalis*

Anwendungsmöglichkeiten	Fol.: Infus (1 gehäufter TL pro 0,25 l Wasser, 5 Min. ziehen lassen) »Ansteigendes« Fußbad (sehr bewährt) (starker Infus, 1–2 EL auf 0,25 l Wasser, dem Fußbad beifügen, langsam die Temperatur des Fußbades steigern durch Nachfüllen mit heißem Wasser)
Konstitutionstherapie	Phlegmatisch-venöse Konstitution Atonisch-asthenische Konstitution

● *Rubia tinctorum*

Deutsche Namen	**Färberröte, Krapp**
Apothekenübliche Drogen/ Zubereitungsformen	Rad. Rubiae tinct. Extr. Rubiae tinct. fluid. ∅, Homöopathische Niedrigpotenzen Spagyrische Zubereitungen
Humorale Qualität	w 2 / t 3
Wirkungskriterien	Erwärmend, trocknend, zusammenziehend
Indikationen	Stark harntreibend Nierensteine (auch Rezidivprophylaxe) Reinigt die Leber und die Milz, Gelbsucht Treibt die Menstruationsblutung
Kontraindikationen/ Vorsichtsmaßnahmen	Schwangerschaft: Abortive Wirkung
Anwendungsmöglichkeiten	Rad.: Dekokt (1 gehäufter TL pro 0,25 l Wasser, 10 Min. kochen lassen)
Besonderheiten	Wurde früher zum Färben verwendet Färbt auch den Harn rot

● Rubus idaeus

Deutsche Namen	**Himbeere**
Apothekenübliche Drogen/ Zubereitungsformen	Fol. Rubi idaei Sirup. Rubi idaei
Humorale Qualität	K 2 / t 2 (Blätter) w 2 / t 2 (reife Früchte)
Wirkungskriterien	Kühlend, trocknend, zusammenziehend
Säftebezug	Löscht Hitze
Indikationen	Gurgelmittel bei Katarrhen des Mund- und Rachenraums. Heiserkeit Zahnfleischbluten Bauchflüsse Hypermenorrhoe Geburtsvorbereitung (Tonisiert die Gebärmutter) Nässende Ekzeme (Ext.)
Anwendungsmöglichkeiten	Intern: Fol: Infus (1 EL pro 0,25 l Wasser, 5 Min. ziehen lassen) Extern: Droge: Infus (2 EL pro 0,25 l Wasser, 10 Min. ziehen lassen) Sirup. Idaei eignet sich gut als Trägersubstanz für Tinkturen und Homöopathika, bes. in der Kinderpraxis
Besonderheiten	Himbeerblätter sind gutes Geschmackskorrigens in Drogenmischungen

● Rumex acetosa

Deutsche Namen	**Sauerampfer**
Apothekenübliche Drogen/ Zubereitungsformen	Hb. Rumicis acetosae Ø, Homöopathische Niedrigpotenzen Spagyrische Zubereitungen
Humorale Qualität	k 2 / t 2
Wirkungskriterien	Kühlend, trocknend, zusammenziehend
Säftebezug	Kühlt und leitet übermäßige heiße Galle aus.
Indikationen	Magenerkrankungen durch zu viel hitzige Galle Verstopfung der Leber durch überflüssige grobe Galle. Durchfall durch hitzige Gelbgalle (Bauchflüsse) Cholerische Fieber Herzschwäche und Ohnmacht durch Herzklopfen u. -zittern (Hyperkinetisches Herzsyndrom). Kopfschmerz durch Hitze
Kontraindikationen/ Vorsichtsmaßnahmen	Oxalat-Nierensteine
Anwendungsmöglichkeiten	Hb.: Infus (1 gehäufter TL pro 0,25 l Wasser, 5 Min. ziehen lassen)
Besonderheiten	Gut geeignet für gelbgallige Personen zur Frühjahrskur
Konstitutionstherapie	Biliäre Konstitution Harnsaure Diathese

● Ruscus aculeatus

Deutsche Namen	**Stechender Mäusedorn**
Apothekenübliche Drogen/ Zubereitungsformen	Rhiz. Rusci; Tct. Rusci Ø, Homöopathische Niedrigpotenzen Spagyrische Zubereitungen

Forts. →

R

→ *Ruscus aculeatus*

Humorale Qualität	w 2 / t 2
Wirkungskriterien	Eröffnend, reinigend
Säftebezug	Leitet Phlegma aus
Indikationen	Verstopfung der Leber: Gelbsucht Verstopfung der Niere: Treibt Schleim und Harnsedimente aus, auch bei Nierensteinen. Harnwinde Kopf– und Brustschmerzen durch Schleim Heute übliche Anwendung: Varikosis Hämorrhoiden
Anwendungsmöglichkeiten	Rhiz.: Dekokt (1 gehäufter TL pro 0,25 l Wasser, 10 Min. kochen lassen) Je kräftiger die Statur des Patienten, umso kräftiger soll der Dekokt sein (Culpeper)

● *Ruta graveolens*

Deutsche Namen	**Weinraute, Gartenraute**
Apothekenübliche Drogen/ Zubereitungsformen	Fol. Rutae Tct. Rutae Ol. Rutae aeth. ∅, Homöopathische Niedrigpotenzen Spagyrische Zubereitungen
Humorale Qualität	w 3 / t 3
Wirkungskriterien	Erwärmend, trocknend, auflösend, durchdringend, eröffnend
Säftebezug	Erwärmt und leitet übermäßigen und kalten Schleim aus

Forts. →

→ *Ruta graveolens*

Indikationen	Verbessert die Sehkraft; Nachtblindheit
Augenkrankheiten durch Schleim
Kopfschmerzen und Krankheiten des Kopfes durch Kälte.
Schmerzen der Brust, Husten, Entzündungen durch Kälte.
Eitriger Auswurf
Erwärmt und reinigt den kalten Magen:
»… so wird der Magen wol dardurch gereiniget / also daß er wol kochen / und die Speiß verdauen mag.«
Reißender Schmerz im Bauch durch kalten Schleim, Bauchgrimmen.
Regt die Menstruationsblutung an und reinigt die Gebärmutter von kaltem Schleim, auch nach der Geburt.
Aber auch: Übermäßiger Wochenfluss
Ohrenschmerzen und Ohrgeräusche durch kalten Schleim (Warmes Rautenöl in den Gehörgang träufeln).
Knochenbrüche, Zerrungen, Prellungen

Heute übliche Anwendung bei erhöhter Gefäßpermeabilität: Stabilisiert, tonisiert und dichtet die Blutgefäße ab. |
| Kontraindikationen/ Vorsichtsmaßnahmen | Vorsicht in der Schwangerschaft! |
| Anwendungsmöglichkeiten | Fol: Infus
(1 gehäufter TL pro 0,25 l Wasser, 5 Min. ziehen lassen) oder
Kaltauszug
(1 TL pro 0,25 l Wasser, über Nacht ziehen lassen) |
| Besonderheiten | »… treibet die gifftigen Dämpff vom Hertzen/ öffnet die Luftrährlein der Brust und Lungen / so mit kalten Flüssen und zähem Schleim verstopfet sind …« (Tabernaemontanus) |
| Konstitutionstherapie | Phlegmatisch–venöse Konstitution |

● Salix spec. (S. alba, S. fragilis, S. pentandra, S. purpurea, S. nigra u. a.)

Deutsche Namen	**Weide**
Apothekenübliche Drogen/ Zubereitungsformen	Cort. Salicis Fol. Salicis ∅, Homöopathische Niedrigpotenzen Spagyrische Zubereitungen
Humorale Qualität	k 2 / t 2
Wirkungskriterien	Kühlend, trocknend, zusammenziehend
Säftebezug	Kühlt übermäßige Hitze der Gelbgalle und des Blutes
Indikationen	Hitzige Fieber Gelenkentzündung, Gicht Nasenbluten, Darmblutungen, Bluterbrechen Neuralgische Schmerzen
Kontraindikationen/ Vorsichtsmaßnahmen	Schwangerschaft
Anwendungsmöglichkeiten	Cort.: Kaltauszug (1 TL pro 0,25 l Wasser, über Nacht ziehen lassen, vor dem Trinken auf Trinkwärme erhitzen)
Konstitutionstherapie	Harnsaure Diathese
Präparatehinweis	Assalix (Plantina)

● Salvia officinalis

Deutsche Namen	**Gartensalbei**
Apothekenübliche Drogen/ Zubereitungsformen	Fol. Salviae Extr. Salviae fluid. Tct. Salviae Ol. Salviae aeth.

Forts. →

→ *Salvia officinalis*

	∅, Homöopathische Niedrigpotenzen Spagyrische Zubereitungen
Humorale Qualität	w 1 / t 2
Wirkungskriterien	Trocknend, zusammenziehend
Säftebezug	Trocknet übermäßige Feuchtigkeit
Indikationen	Entzündung der Mundschleimhaut, des Rachens und des Zahnfleisches (erstes, trockenes Entzündungsstadium). Flüsse des Kopfes Schleimhautpflege Stärkt das Hirn und die Nerven (s. u.) Erwärmt und stärkt den Magen, »verzehrt die böse Feuchtigkeit darin …« Regt den Appetit an Heute übliche Anwendung: Hemmt die Schweißbildung bei Neurasthenie, Klimakterium, Hyperthyreose, chron. Infekten
Kontraindikationen/ Vorsichtsmaßnahmen	Im Sinne der alten Heilkunde ist vermehrte Schweißbildung meist ein Symptom dafür, dass der Organismus die insuffiziente Funktion anderer Ausscheidungsorgane durch eine vermehrte Hautaktivität kompensiert. Der Behandler sollte sich daher hüten, die Schweißbildung (mit welchen Mitteln auch immer) zu unterdrücken und bei Hyperhidrosis nicht symptom– sondern ursachenorientiert therapieren!
Anwendungsmöglichkeiten	Fol.: Infus (1 gehäufter TL pro 0,25 l Wasser, 5 Min. ziehen lassen) oder Kaltauszug (1 TL pro 0,25 l Wasser, über Nacht ziehen lassen)
Besonderheiten	»Fürnemlich aber stärcke und kräfftige sie die Nerven / und komme zu Hülff allen den Schwachheiten / so von Verstopfung oder Verletzung des Hirns / oder der Nerven herkommen.« (Tabernaemontanus)

Sambucus nigra

Deutsche Namen	**Schwarzer Holunder, Holler**
Apothekenübliche Drogen/ Zubereitungsformen	Flor. Sambuci Frct. Sambuci ∅, Homöopathische Niedrigpotenzen Spagyrische Zubereitungen Beeren-Frischsaft (»Holunder-Muttersaft«)
Humorale Qualität	**w 2 / t 2**
Wirkungskriterien	Trocknend, purgierend, zerteilend
Säftebezug	Leitet übermäßige Feuchtigkeit aus
Indikationen	Wassertreibend (Wassersucht) Schweißtreibend (»Treibet den Schweiß und alles Gifft aus dem Leib.« (Lonicerus) Entzündung der Nasennebenhöhlen mit zähem Schleim. Eröffnet die Verstopfung der Leber, der Milz und der Nieren (»reiniget alle Flüß so von Melancholey kommen / und stärket den Magen.«) (Tabernaemontanus) Neuralgische Schmerzen (Ischias, Trigeminus …)
Kontraindikationen/ Vorsichtsmaßnahmen	Frische Holunderbeeren können Erbrechen hervorrufen
Anwendungsmöglichkeiten	Flor.: Infus (1 gehäufter TL pro 0,25 l Wasser, 5 Min. ziehen lassen) Frischer Presssaft ist ein probates Mittel bei Neuralgien: 2 x tgl. 20 gr. mit 15 gr. Portwein über 2–4 Wochen
Besonderheiten	Holunderblüten sind ein wichtiges Ableitungsmittel auf die Haut

Sanguisorba officinalis

Deutsche Namen	**Großer Wiesenknopf, Welsche Bibernelle**
Apothekenübliche Drogen/ Zubereitungsformen	(Rad. cum Hb. Sanguisorbae) Sanguisorba ⌀, Homöopathische Niedrigpotenzen Spagyrische Zubereitungen
Humorale Qualität	k 2 / t 2
Wirkungskriterien	Zusammenziehend, blutstillend, verdünnend
Indikationen	Blutende Wunden Alle blutigen Flüsse: Lunge, Darm Akute und chronische Durchfälle, Enterokolitis Löst und verdünnt den zähen Schleim der Lunge und erleichtert das Abhusten. Hypermenorrhoe
Anwendungsmöglichkeiten	Rad c. Hb.: Kaltauszug (1 TL pro 0,25 l Wasser, über Nacht ziehen lassen)
Präparatehinweis	Sanguisorba (Madaus)
Besonderheiten	Wird als Wildgemüse für Salate und Suppen empfohlen
Konstitutionstherapie	Hämorrhagische Diathese

Sanicula europaea

Deutsche Namen	**Sanikel, Wundsanikel, Heildolde**
Apothekenübliche Drogen/ Zubereitungsformen	Hb. Saniculae ⌀, Homöopathische Niedrigpotenzen Spagyrische Zubereitungen
Humorale Qualität	w 2-3 / t 2
Wirkungskriterien	Reinigend, zusammenziehend

→ *Sanicula europaea*

Indikationen	Äußerliche und innerliche Wunden Reinigt den Magen und die Brust, besonders von Schleim. Ext.: Mundfäule und Geschwüre in Mund und Rachen Schrunden, Entzündung und Schwellung am After
Anwendungsmöglichkeiten	Hb.: Infus (1 gehäufter TL pro 0,25 l Wasser, 5 Min. ziehen lassen)

● *Saponaria officinalis*

Deutsche Namen	**Echtes Seifenkraut**
Apothekenübliche Drogen/ Zubereitungsformen	Rad. Saponariae Hb. Saponariae ∅, Homöopathische Niedrigpotenzen Spagyrische Zubereitungen
Humorale Qualität	w 4 / t 4
Wirkungskriterien	Stark erwärmend und trocknend, verdünnend, eröffnend, austreibend
Säftebezug	Erwärmt und verflüssigt rohen, zähen Schleim und führt ihn aus
Indikationen	Schwere Atmung, ständiger Husten (Sekretolytikum) Leber– und Milzverhärtung Schleimverstopfung des Gehirns: »Der Saft oder Pulver von der Wurtzel in die Nase gethan / reiniget das Hirn durch Niesen.« (Lonicerus) Treibt den Harn, bricht Nierensteine Chronische Hautkrankheiten (Int. und ext.), schweißtreibend. Wichtiges Antidyskratikum
Anwendungsmöglichkeiten	Rad. und Hb.: Kaltauszug (1 TL pro 0,25 l Wasser, über Nacht ziehen lassen)

● *Sarothamnus scoparius = Spartium scoparium*

Deutsche Namen	**Besenginster, Besenstrauch, Pfriemen-Strauch, Besenpfriem Spanisch Pfrimmen (Tabernaemontanus)**
Apothekenübliche Drogen/ Zubereitungsformen	Hb. Sarothamni scoparii (= Hb. Spartii scoparii) ∅, Homöopathische Niedrigpotenzen Spagyrische Zubereitungen
Humorale Qualität	w 2 / t 2
Wirkungskriterien	Reinigend, eröffnend
Säftebezug	Leitet schleimige Feuchtigkeit über die Nieren und den Darm aus
Indikationen	Traditionell: Eröffnet Leber, Nieren und Milz Nieren- und Blasensteine Wassersucht Gichtige Erkrankungen Kongestionen nach Kopf, Hals und Brust
	Heute übliche Verwendung bei: Herzarrhythmien: Extrasystolen, Tachycardie Hypotonie
Kontraindikationen/ Vorsichtsmaßnahmen	Cave Überdosierung: Neurotoxische Wirkung
Anwendungsmöglichkeiten	Hb.: Infus (1 gehäufter TL pro 0,25 l Wasser, 5 Min. ziehen lassen)
Monopräparate	Spartiol (Dr. Klein) Repowine Mono (Truw) Infispartin (Infirmarius Rovit)

Sarsaparilla = Smilax utilis

Deutsche Namen	**Sarsaparille** Alt: Salsa parilla, Zarzaparilla
Apothekenübliche Drogen/ Zubereitungsformen	Rad. Sarsaparillae Extr. Sarsaparillae fluid. Tct. Sarsaparillae Vinum Sarsaparillae
Humorale Qualität	w 1 / t 2
Wirkungskriterien	Verdünnend, zerteilend
Säftebezug	Krankheiten durch kalte Feuchtigkeiten
Indikationen	Chronische Hautkrankheiten: Psoriasis, Furunkulose, Abszesse. Gichtige, chronisch-rheumatische Leiden Antidyskratikum, heftig schweißtreibend Schwächekrankheiten Kalte Krankheiten des Kopfes und Gehirns Chron. Reizungen der Harnwege Altes Mittel zur Behandlung der Syphilis
Anwendungsmöglichkeiten	Rad.: Kaltauszug (1–2 TL pro 0,25 l Wasser, über Nacht ziehen lassen)
Monopräparate	Sarsapsor Tbl. (Bürger) Sarsaparol Liqu. (Madaus)
Konstitutionstherapie	Exsudative Diathese Nephrogen-lymphatische Konstitution Skrofulöse Dyskrasie

Saxifraga granulata

Deutsche Namen	**Knöllchen – Steinbrech**
Apothekenübliche Drogen/ Zubereitungsformen	Hb. Saxifragae Ø, Homöopathische Niedrigpotenzen Spagyrische Zubereitungen
Humorale Qualität	w 3 / t 3
Wirkungskriterien	Erwärmend, trocknend, zerteilend
Säftebezug	Zerteilt den kalten, groben Schleim in Niere und Brust
Indikationen	Grieß und Steine von Niere und Blase Treibt den Harn und reinigt die Niere Grober Schleim in der Brust
Anwendungsmöglichkeiten	Hb.: Infus (1 gehäufter TL pro 0,25 l Wasser, 5 Min. ziehen lassen)
Konstitutionstherapie	Phlegmatische Konstitutionen mit Kristallosetendenz

Scilla maritima

Deutsche Namen	**Meerzwiebel**

Apothekenübliche Drogen/ Zubereitungsformen	Bulbus Scillae
	Max.- Dosis 0,5 g pro Dosis, 1,5 g pro Tag
	
	Tct. Scillae
	    Max.-Dosis 1,5 pro Dosis, 5,0 g pro Tag
	
	Extr. Scillae fluid.
	Extr. Scillae sicc.
	    Max.-Dosis 0,05 – 0,1 g pro Dosis
	
	Ø, Homöopathische Niedrigpotenzen
	Spagyrische Zubereitungen

Forts. →

→ *Scilla maritima*

Humorale Qualität	w 2 / t 2
Wirkungskriterien	Eröffnend, zerteilend, durchdringend, reinigend, ausleitend, verdünnend
Säftebezug	Zerteilt und leitet alle groben, zähen Feuchtigkeiten aus
Indikationen	Wassersucht: Treibt kräftig das Wasser Eröffnet Leber und Milz: Treibt Schleim und Schwarzgalle durch den Stuhlgang aus. Schwerer Atem, Erstickungsgefühl durch Schleim in der Brust.
	Modern: Tachykarde Herzinsuffizienz mit Ödemen Stark diuretische Wirkung
Kontraindikationen/ Vorsichtsmaßnahmen	Wegen Toxizität (Herzglykoside 2. Ordnung) sind Spezialitäten empfehlenswert, da sie standardisiert und daher zuverlässig dosierbar sind. Schwer magenverträglich.
Anwendungsmöglichkeiten	Bulbus: Infus (0,2 g pro 0,25 l Wasser, 5 Min. ziehen lassen) Als Teedroge ungebräuchlich!

● *Scolopendrium vulgare*

Deutsche Namen	**Gemeine Hirschzunge, Hirschzungenfarn**
Apothekenübliche Drogen/ Zubereitungsformen	Hb. Scolopendrii ∅, Homöopathische Niedrigpotenzen Spagyrische Zubereitungen
Humorale Qualität	k 2 / t 2, kann aber auch erwärmen
Wirkungskriterien	Kühlend, trocknend, zusammenziehend, verdünnend

Forts. →

→ *Scolopendrium vulgare*

Säftebezug	Trocknet und verzehrt zähen Schleim, kühlt unnatürliche Hitze, zerteilt melancholische Säfte
Indikationen	Wichtiges Milzmittel: Milzverstopfung, Milzschwellung, Milzsucht, Seitenstechen. Leberverstopfung Plethorische Zustände von Leber und Milz (Pfortaderstauung) Magenschmerzen: Erwärmt und trocknet den Magen von Schleim. Blutige Durchfälle und andere Bauchflüsse Beschwerden durch melancholisches Phlegma: Schwere Träume, Schwermut, Traurigkeit. Reinigt das Blut, stärkt das Herz
Anwendungsmöglichkeiten	Hb.: Infus (1 gehäufter TL pro 0,25 l Wasser, 5 Min. ziehen lassen)
Irisdiagnostische Hinweiszeichen	Plethorische Krausenkonfigurationen Stauungsradiären und -transversalen in den Sektoren der Abdominalorgane
Konstitutionstherapie	Phlegmatisch–venöse Konstitution Carbo–nitrogenoide Konstitution Skrofulöse Dyskrasie
Präparatehinweis	Scolopendrium Spez. (Nestmann) (sehr sinnvolle Pflanzenkombination)

● *Scrophularia nodosa*

Deutsche Namen	**Knotige Braunwurz**
Apothekenübliche Drogen/ Zubereitungsformen	Radix Scrophulariae Hb. Scrophulariae Tct. Scrophulariae e Hb. Tct. Scrophulariae e Rad. ∅, Homöopathische Niedrigpotenzen Spagyrische Zubereitungen

Forts. →

→ Scrophularia nodosa

Humorale Qualität	w 2 / t 2
Wirkungskriterien	Erwärmend, trocknend, erweichend, lösend
Säftebezug	Erkrankungen durch kalten, zähen Schleim mit Schärfen
Indikationen	Eines der wichtigsten pflanzlichen Lymph- und Skrofulosemittel: Drüsenschwellung am Hals, Lymphdrüsengeschwüre. Tonsillenhyperplasie, Chron. Tonsillitis Kropf Hartnäckige Hautausschläge (»Grind und Räudigkeit«) Geschwüre, schlecht heilende Wunden, Eiterungen, Fisteln, Rhagaden. Entzündung und Tumore der Brüste Skrofulöse Augenkrankheiten: Blepharitis, Konjunktivitis. Otitis ext. und media, chron. Laufohr Alle chronischen und chron.–rezidivierenden Katarrhe (Flüsse) auf skrofulöser Basis. Hämorrhoiden Pruritus vulvae
Anwendungsmöglichkeiten	Rad.: Kaltauszug (1 TL pro 0,25 l Wasser, über Nacht ziehen lassen) Hb.: Infus (1 gehäufter TL pro 0,25 l Wasser, 5 Min. ziehen lassen)
Konstitutionstherapie	Skrofulöse Dyskrasie (bes. torpide Form), Exsudative Diathese Lymphatisch – hyperplastische Konstitution Lymphatisch – hypoplastische Konstitution Katarrhalisch – rheumatische Konstitution Psorische Konstitution
Rezeptur	Zur Konstitutionstherapie bei chron. entzündlichen Augenerkrankungen:

Forts. →

→ *Scrophularia nodosa*

Tct. Scrophularia e rad.	10.0
Tct. Euphrasiae	20.0
Juglans regia D2 dil.	20.0
M. f. dil.	
DS: 3 x tgl. 20 Trpf.	

Zusätzlich: Augenwaschungen mit Infus aus
Hb. Euphrasiae und
Frct. Foeniculi cont. zu gleichen Teilen

● *Sedum acre*

Deutsche Namen	**(Scharfer) Mauerpfeffer, Steinpfeffer**
Apothekenübliche Drogen/ Zubereitungsformen	Hb. Sedi acri ∅, Homöopathische Niedrigpotenzen Spagyrische Zubereitungen
Humorale Qualität	k 3 / t 1
Wirkungskriterien	Kühlend, zusammenziehend
Indikationen	Wird bei hitzigen Krankheiten eingesetzt Int.: Heftiges Bauchgrimmen und Leibschmerzen Heftige Fieber, die auf andere kühlende Maßnahmen nicht ansprechen Ext.: (Als Auflagen) Hitzige Geschwulst, Rotlauf Heftige Kopfschmerzen durch Hitze Heißer Magen, Leber und Niere Hitzige Augenkrankheiten Akuter Gichtanfall
Anwendungsmöglichkeiten	Hb.: Infus (1 gehäufter TL pro 0,25 l Wasser, 5 Min. ziehen lassen) Für äußerliche Anwendungen: 1 EL pro 0,25 l Wasser

Forts. →

→ *Sedum acre*

Besonderheiten	Bevorzugt externe Anwendung! »In Summa / es dienet wider alle äusserliche Hitz.« (Tabernaemontanus)

● *Senecio vulgaris*

Deutsche Namen	**Gemeines Kreuzkraut, Hainkreuzkraut**
Apothekenübliche Drogen/ Zubereitungsformen	Hb. Senecionis vulgaris ∅, Homöopathische Niedrigpotenzen Spagyrische Zubereitungen
Humorale Qualität	k 2 / f 2
Wirkungskriterien	Kühlend, verzehrend, zerteilend
Säftebezug	Kühlt überhitzte Gelbgalle: »… zu allen hitzigen Gebrechen.« (Lonicerus)
Indikationen	Int.: Stärkt die hitzige Leber, Gelbsucht Cholerische Magenschmerzen Blutiger Stuhl Uterines Hämostypticum: Hypermenorrhoe, Metrorrhagie; Myomblutung. Ext.: Hitzige Gelenkschmerzen, Gicht Hitzige Geschwulst Hitzige Brustschmerzen der Frau Entzündung und Geschwulst der Hoden
Anwendungsmöglichkeiten	Hb.: Infus (1 gehäufter TL pro 0,25 l Wasser, 5 Min. ziehen lassen)
Besonderheiten	Mit ähnlichen Indikationen wird auch verwendet: Senecio jakobaea (Jakobskreuzkraut) und Senecio fuchsii (Fuchs'sches Kreuzkraut)
Konstitutionstherapie	Hämorrhagische Diathese

● *Sinapis alba*

Deutsche Namen	**Weißer Senf**
Apothekenübliche Drogen/ Zubereitungsformen	Sem. Sinapis Sem Sinapis pulv. Spiritus Sinapis ∅, Homöopathische Niedrigpotenzen Spagyrische Zubereitungen
Humorale Qualität	w 4 / t 4
Wirkungskriterien	Kräftig erwärmend, trocknend, verdünnend, zerteilend
Säftebezug	Zerteilt und leitet den groben Schleim aus
Indikationen	Husten mit Brustverschleimung Erwärmt den Magen, regt den Appetit an und stärkt die Verdauung. Treibt Harn Kopfschmerzen, Schwindel und andere Krankheiten des Kopfes, die von Schleim herrühren.
Kontraindikationen/ Vorsichtsmaßnahmen	Cave bei hitzigen Krankheiten! Cave: Gravierende Hautschädigungen (Verbrennung) bei zu langer externer Applikation möglich!
Anwendungsmöglichkeiten	Vorwiegend externe Anwendung als Senfwickel
Besonderheiten	»Senf gekäuet / zeucht den zahen Schleim aus dem Haubt / und reiniget das Hirne / und stillet das Zahnwehe.« (Tabernaemontanus)

● *Solanum dulcamara = Dulcamara*

Deutsche Namen	**Bittersüßer Nachtschatten**
Apothekenübliche Drogen/ Zubereitungsformen	Stipides Dulcamarae ∅, Homöopathische Niedrigpotenzen Spagyrische Zubereitungen

Forts. →

S

→ *Solanum dulcamara = Dulcamara*

Humorale Qualität	w 3 / t 3
Wirkungskriterien	Erwärmend, trocknend, eröffnend
Säftebezug	Erwärmt und leitet übermäßige Feuchtigkeit aus
Indikationen	Schweiß- und harntreibend Verstopfung der Leber / Gelbsucht Chronische Ekzeme, Schuppen Gichtige und rheumatische Gelenkerkrankungen
Anwendungsmöglichkeiten	Stipides: Dekokt (1–2 gehäufte TL pro 0,25 l Wasser, 10 Min. kochen lassen)
Monopräparate	Cefabene Liqu. und Salbe
Konstitutionstherapie	Hydrogenoide Konstitution

● *Solidago virgaurea*

Deutsche Namen	**Echte Goldrute, Heidnisch Wundkraut, Güldenwundkraut**
Apothekenübliche Drogen/ Zubereitungsformen	Hb. Solidaginis Tct. Solidaginis ∅, Homöopathische Niedrigpotenzen Spagyrische Zubereitungen
Humorale Qualität	w 2 / t 3
Wirkungskriterien	Trocknend, zusammenziehend, konsolidierend
Indikationen	Wichtigstes Nierenparenchymmittel: Akute und chron. Nephritis Pyelitis, Pyelonephritis Nephrosen Nephrolithiasis Schwangerschaftsnephropathie

Forts. →

→ *Solidago virgaurea*

	Entzündungen der ableitenden Harnwege Reizblase Adjuvans bei entzündlichen Unterleibserkrankungen Prostatahypertrophie Wundheilungsmittel bei frischen und alten Wunden: Reinigend und heilungsfördernd
Anwendungsmöglichkeiten	Hb.: Kaltauszug (1 TL pro 0,25 l Wasser, über Nacht ziehen lassen) oder Infus (1 gehäufter TL pro 0,25 l Wasser, 5 Min. ziehen lassen)
Besonderheiten	Solidago stützt und regeneriert die Energie des Nieren–Funktionskreises (im Sinne der TCM und anderer systemischer Pathologiemodelle). Ihre Wirkung geht daher weit über die regenerierende Wirkung auf das Nieren–Organ hinaus, d. h., sie bezieht die Genitalorgane mit ein.
Konstitutionstherapie	Nephrogen-lymphatische Konstitution
Augendiagnostische Hinweiszeichen	Dunkelfelder, Lakunen u. a. Schwächezeichen im Nierensektor
Präparatehinweis	Solidagoren (Dr. Klein)
Sonstiges	In Mitteleuropa hat sich die Kanadische Goldrute (Soligago canadensis) weit verbreitet. Ihr Kraut ist mit gleichen Indikationen und Qualitäten als Heilpflanze verwendbar, allerdings mit weniger deutlicher Wirkung

Spiraea ulmaria (= Filipendula ulmaria)

Deutsche Namen	**Mädesüß, Wiesenkönigin, Spierstaude, Geißbart**
Apothekenübliche Drogen/ Zubereitungsformen	Flor. Spiraeae Hb. Spiraeae ∅, Homöopathische Niedrigpotenzen Spagyrische Zubereitungen
Humorale Qualität	k / t (Grade werden in der traditionellen Literatur nicht aufgeführt)
Wirkungskriterien	Kühlend, trocknend, ausleitend, zusammenziehend
Säftebezug	Dämpft gelbgallige Hitze
Indikationen	Traditionell: Blutige Diarrhoe (»Rothe Ruhr«) (Wurzel) Hypermenorrhoe (Wurzel) Stillt Bauchflüsse (Wurzel) Fieber (»Quartanfieber«) (Blüte) Heute übliche Verwendung: Gichtig–rheumatische Erkrankungen (akut und chronisch) Harnsäure–induzierte Neuralgien Diaphoretikum (bei Erkältungskrankheiten) Kongestive Kopfschmerzen und Schwindel Arterielle Durchblutungsstörungen
Anwendungsmöglichkeiten	Flor. und Hb.: Infus (1–2 gehäufte TL pro 0,25 l Wasser, 5 Min. ziehen lassen) oder Kaltauszug (1–2 TL pro 0,25 l Wasser, über Nacht ziehen lassen)
Besonderheiten	In der alten Literatur wird vorwiegend auf die Verwendung der Wurzel Bezug genommen. Radix Spiraeae ist heute nicht mehr offizinell.
Konstitutionstherapie	Harnsaure Diathese

● Symphytum officinale

Deutsche Namen	**Beinwell, Wallwurz, Comfrey**
Apothekenübliche Drogen/ Zubereitungsformen	Hb. Symphyti (Rad. Symphyti) Tct. Symphyti ∅, Homöopathische Niedrigpotenzen Spagyrische Zubereitungen
Humorale Qualität	**w 1 – 2 / f** (die frische Wurzel wirkt wesentlich feuchter, als die getrocknete)
Wirkungskriterien	Zusammenziehend, zerteilend
Säftebezug	Zerteilt grobe Feuchtigkeit »Löschet das wilde Feuer« (Lonicerus)
Indikationen	Innerliche und äußerliche Verletzungen Knochenbrüche und alle anderen (traumatischen) Erkrankungen des Bewegungsapparates. Schlecht heilende Wunden: Ulcus cruris, chron. Eiterungen Adjuvans bei Malignosen
Bemerkung	Die traditionelle Medizin bedient sich fast ausschließlich der Wurzel mit ihren verschiedenen Zubereitungsformen.
Kontraindikationen/ Vorsichtsmaßnahmen	Schwangerschaft
Anwendungsmöglichkeiten	Rad. und Hb.: Kaltauszug (1–2 TL pro 0,25 l Wasser, über Nacht ziehen lassen) oder Infus (1 gehäufter TL pro 0,25 l Wasser, 5 Min. ziehen lassen) Ext.: Auflagen und Umschläge mit der zerstoßenen Wurzel Bäder / Waschungen / Auflagen mit Kaltauszug

Forts. →

→ *Symphytum officinale*

Monopräparate	Kytta–Salbe (Merck) Kytta–Plasma (Merck) Traumaplant Salbe (Harras–Curarina)
Präparatehinweis	Infiossan N Trpf. (Infirmarius–Rovit)

● *Syzygium aromaticum (= Caryophyllus aromaticus)*

Deutsche Namen	**Gewürznelke (verschiedene Nelken – Arten)**
Apothekenübliche Drogen/ Zubereitungsformen	Flor. Caryophylli (cont., pulv.) Ol. Caryophylli Tct. Caryophylli ∅, Homöopathische Niedrigpotenzen Spagyrische Zubereitungen
Humorale Qualität	w 2 / t 2
Wirkungskriterien	Erwärmend, eröffnend
Säftebezug	Erwärmt und leitet kaltes Phlegma aus
Indikationen	Allgemeines Tonikum »… erquicken, erfreuen und stärken das Hirn.« (Tabernaemontanus) Schwindel, Schlaganfall, Krämpfe, Zittern (Schleimkrankheiten des Gehirns) Ohnmacht, Schwäche des Herzens Erwärmt den kalten Magen: Verdauungsfördernd Eröffnet verstopfte Organe Schmerzhafte Wunden Zahnschmerzen Mundgeruch Der Nelke wurde eine Schutzwirkung gegen ansteckende Krankheiten zugesprochen (Pest, Cholera).
Kontraindikationen/ Vorsichtsmaßnahmen	Ol. Caryophylli reizt Haut und Schleimhäute

Forts. →

→ *Syzygium aromaticum (= Caryophyllus aromaticus)*

Anwendungsmöglichkeiten	Flor. und Ol. Caryophylli vorwiegend als Geschmacks- und Geruchskorrigens (gering dosieren!)
	Ol. Caryophylli ist Bestandteil mancher Baunscheidt-Öle
	Gewürzpflanze

Tanacetum vulgare (= Crysanthemum vulgare)

Deutsche Namen	**Rainfarn, Wurmkraut**
Apothekenübliche Drogen/ Zubereitungsformen	Hb. Tanaceti (Flor. Tanaceti) Ol. Tanaceti aeth.: 3–5 Tropfen pro Dosis ∅, Homöopathische Niedrigpotenzen Spagyrische Zubereitungen
Humorale Qualität	w 3 / t 2
Wirkungskriterien	Stark erwärmend
Indikationen	Kolikartige Bauchschmerzen (Tee nur schluckweise trinken, max. 3–5mal pro Tag) Carminativum Würmer Gichtige Gelenkschmerzen (ext. Anwendung) Nieren- und Blasensteine
Kontraindikationen/ Vorsichtsmaßnahmen	Vergiftungsgefahr bei Überdosierung (Besonders bei Ol. Tanaceti) Schwangerschaft: Abortivum
Anwendungsmöglichkeiten	Hb.: Infus (1 gehäufter TL pro 0,25 l Wasser, 5 Min. ziehen lassen)
Besonderheit	Tabernaemontanus behandelt den Rainfarn als Artemisia-Art
	Eine verwandte Art, das *Crysanthemum parthenium* (= Tanacetum parthenium), deutsch: Mutterkraut, wirkt prophylaktisch bei Migräne. Es reduziert die Häufigkeit und die Intensität der Anfälle, muss aber über längere Zeit eingenommen werden. Monopräparat: Nemagran (Nestmann)

● *Taraxacum officinale*

Deutsche Namen	**Löwenzahn, Pfaffenblatt, Röhrleinkraut, Pissblume u.v.a.m.**
Apothekenübliche Drogen/ Zubereitungsformen	Rad. c. Hb. Taraxaci Hb. Taraxaci sine radicibus Flor. Taraxaci Rad. sine Hb. Taraxaci Extr. Taraxaci fluid. Extr. Taraxaci spiss. Extr. Taraxaci sicc. Tct. Taraxaci ∅, Homöopathische Niedrigpotenzen Spagyrische Zubereitungen
Humorale Qualität	k 2 / t 2
Wirkungskriterien	Kühlend, trocknend, zusammenziehend, reinigend, eröffnend
Säftebezug	Kühlt die überhitzte Gelbgalle
Indikationen	Traditionell: Hitzige Leber– und Galleerkrankungen (»… ist eine gebenedeyte Arzeney / wider die hitzige Entrichtung und Brunst des Magens und der Leber / eröffnet darneben die Verstopfung derselben / vertreibt die Geelsucht …« (Tabernaemontanus) Hepatogene Wassersucht Hitzige Fieber und Husten Kräftig harntreibend, bes. bei hepatogener Harnverhaltung. Chronische Ekzeme, Ausschläge, Pickel Hitzige Gelenkerkrankungen (in der entzündlichen Phase) Entzündliche Augenkrankheiten, Sehschwäche, Flecken in den Augen (Die Augen werden auch in der traditionellen chinesischen Medizin dem Leber – Funktionskreis zugeordnet).

Forts. →

→ *Taraxacum officinale*

	Heute übliche Verwendung: Cholelithiasis Adjuvans bei Diabetes mellitus (optimal: Herbstwurzel) Drainagemittel bei (verschleppten) Virusinfekten Adjuvans bei Malignosen
Kontraindikationen/ Vorsichtsmaßnahmen	Nicht bei kalten Leber – Galleerkrankungen anwenden! (phlegmatisch oder schwarzgallig) Siehe auch unter Bemerkungen
Anwendungsmöglichkeiten	Alle Drogen: Infus (1 gehäufter TL pro 0,25 l Wasser, 5 Min. ziehen lassen) oder Kaltauszug (1–2 TL pro 0,25 l Wasser, über Nacht ziehen lassen) Gemüse, Salat (antidyskratische Frühjahrskur) Frischsaft
Differenzierung	Wurzel: Bezug vorwiegend zum Leber-, Galle- und Drüsensystem Kraut: Bezug vorwiegend zum Uro-System
Konstitutionstherapie	Biliäre Konstitution Hydrogenoide Konstitution Harnsaure Diathese
Augendiagnostische Hinweiszeichen	Aufhellungen und Reizfasern im Leber–Galle–Sektor, evtl. auch im Milzsektor
Bemerkungen	Aufgrund der gegensätzlichen Qualitäten ist eine Kombination von Taraxacum und Carduus marianus unsinnig!

● Teucrium scorodonium

Deutsche Namen	**Salbei–Gamander, Waldgamander, Waldsalbei**
Apothekenübliche Drogen/ Zubereitungsformen	Hb. Teucrii scorodonii ∅, Homöopathische Niedrigpotenzen Spagyrische Zubereitungen
Humorale Qualität	w 2 / t 3
Wirkungskriterien	Erwärmend, trocknend, eröffnend, austreibend, zerteilend, reinigend
Säftebezug	Zerteilt den groben, kalten Schleim und leitet die Schleimverstopfungen aus
Indikationen	Verschleimung der Lunge und der Atemwege: Auswurffördernd und reinigend. Chronische Katarrhe der Atemwege Harntreibend Verstopfung von Leber, Milz und Nieren Milzsucht: Chronische Milzschwellung Chronische Darmkatarrhe Für Menschen, die »innerlich und äußerlich gebrochen sind« (Culpeper).
Anwendungsmöglichkeiten	Hb.: Infus (1 gehäufter TL pro 0,25 l Wasser, 5 Min. ziehen lassen) oder Kaltauszug (1–2 TL pro 0,25 l Wasser, über Nacht ziehen lassen)
Besonderheiten	Wichtiges Mittel bei allen katarrhalischen Krankheiten, die auf der Basis einer torpiden Skrofulose entstehen
Konstitutionstherapie	Skrofulöse Dyskrasie Tuberkulinische Diathese Katarrhalisch–rheumatische Konstitution

● Teucrium chamaedrys (= Teucrium officinale)

Deutsche Namen	**Edelgamander, Gamanderlein, Batengel**
Apothekenübliche Drogen/ Zubereitungsformen	Hb. Chamaedryos
Humorale Qualität	w 2 / t 3
Besonderheiten	Allen Gamanderarten werden in der traditionellen Literatur die gleichen Wirkprinzipien und Indikationen zugeordnet. Siehe daher unter *Teucrium scorodonium*

● Teucrium marum (= Marum verum)

Deutsche Namen	**Katzengamander**
Apothekenübliche Drogen/ Zubereitungsformen	Hb. Mari veri ∅, Homöopathische Niedrigpotenzen Spagyrische Zubereitungen
Humorale Qualität	w 2 / t 3
Besonderheiten	Allen Gamanderarten werden in der traditionellen Literatur die gleichen Wirkprinzipien und Indikationen zugeordnet. Siehe daher unter *Teucrium scorodonium*

● Thuja occidentalis

Deutsche Namen	**Thuja, Lebensbaum**
Apothekenübliche Drogen/ Zubereitungsformen	(Hb. Thujae) (Tct. Thujae) ∅, Homöopathische Niedrigpotenzen Spagyrische Zubereitungen Rezeptfrei erst ab D4

Forts. →

→ *Thuja occidentalis*

Humorale Qualität	w 2 / t 2
Säftebezug	Erwärmt, zerteilt und leitet kalten Schleim aus
Indikationen	In der traditionellen Literatur keine Angaben Heute übliche Verwendung: Lymphatismus, Skrofulose Lymphatische Hyperplasie Chronische Katarrhe Ekzeme, Pusteln Warzen (innerlich und äußerlich) Nieren- und Blasenentzündungen Chron. Gelenk- und Muskelrheumatismus (ext.) Fokussanierung Wurmerkrankungen Beim Einsatz von Thuja ist die konstitutionelle und miasmatische Situation besonders zu berücksichtigen. (In der Homöopathie eines der Hauptmittel der Sykosis)
Kontraindikationen/ Vorsichtsmaßnahmen	Sehr giftig! Innerliche Anwendung erst ab D4 Wässrige Auszüge und Tct. nur äußerlich anwenden!
Anwendungsmöglichkeiten	Innerlich nur in homöopathischen Potenzen ab D4 Ext.: Tct. Thujae auf Warzen
Konstitutionstherapie	Lymphatisch-hyperplastische Konstitution Katarrhalisch-rheumatische Konstitution Phlegmatisch-venöse Konstitution Hydrogenoide Konstitution Sykotische Konstitution Torpide skrofulöse Dyskrasie

● *Thymus serpyllum*

Deutsche Namen	**Wilder Thymian, Feldthymian, Quendel**
Apothekenübliche Drogen/ Zubereitungsformen	Hb. Serpylli Extr. Serpylli fluid. Ol. Serpylli rectif. Ø, Homöopathische Niedrigpotenzen Spagyrische Zubereitungen
Humorale Qualität	w 3 / t 3
Wirkungskriterien	Stark und anhaltend erwärmend (»Glut«) und trocknend, eröffnend, verdünnend, durchdringend.
Säftebezug	Erwärmt, verdünnt und verzehrt kaltes Phlegma
Indikationen	Krankheiten mit Flüssen durch Kälte (bes. Kopf und Atemwege) Kalter Magen, Verdauungsstörungen, Anorexie Bauchkrämpfe Verstopfung aller inneren Organe Harntreibend («Stillt den kalten Harn») Menstruationsfördernd Nerventonikum Schleimkrankheiten des Gehirnes: Schwindel, Kopfschmerzen.
Kontraindikationen/ Vorsichtsmaßnahmen	Vorsicht bei hitzigen Krankheiten und Hyperthyreose
Anwendungsmöglichkeiten	Hb.: Infus (1 gehäufter TL pro 0,25 l Wasser, 5 Min. ziehen lassen) Intern oder extern zu Mundspülungen, Waschungen, Auflagen oder Kopfdampfbädern Zur Anwendung im Verdauungstrakt: Infus 7–10 Minuten.
Besonderheiten	Wirkungskriterien und Indikationen weitgehend identisch mit Thymus vulgaris

Thymus vulgaris

Deutsche Namen	**Echter Thymian**
Apothekenübliche Drogen/ Zubereitungsformen	Hb. Thymi Tct. Thymi Extr. Thymi fluid. Ol. Thymi Sirup. Thymi ∅, Homöopathische Niedrigpotenzen Spagyrische Zubereitungen
Humorale Qualität	w 3 / t 3
Wirkungskriterien	Stark und anhaltend erwärmend (»Glut«) und trocknend, eröffnend, verdünnend, durchdringend
Säftebezug	»Dieser Syrup ist sehr nutzlich / dann er kräfftiglichen wärmet und erhitziget / benimmt allen Husten und Gebrechen durch Kälte verursacht / dann er zeitiget und däuet den zähen Koder und kalten Schleim in der Brust und Lungen / versammlet / stärcket und bekräfftiget das Zwerchfahl: erwärmet den Magen und alle innerliche Glieder.« (Tabernaemontanus)
Indikationen	Krankheiten mit Flüssen durch Kälte (bes. Kopf und Atemwege) Kalter Magen, Verdauungsstörungen, Anorexie Bauchkrämpfe Verstopfung aller inneren Organe Harntreibend («Stillt den kalten Harn») Menstruationsfördernd Nerventonikum Schleimkrankheiten des Gehirnes: Schwindel, Kopfschmerzen. Rheumatische Schmerzen (ext.)
Kontraindikationen/ Vorsichtsmaßnahmen	Vorsicht bei hitzigen Krankheiten und Hyperthyreose

Forts. →

→ *Thymus vulgaris*

Anwendungsmöglichkeiten	Hb.: Infus (1 gehäufter TL pro 0,25 l Wasser, 5 Min. ziehen lassen) Intern oder extern zu Mundspülungen, Waschungen, Auflagen oder Kopfdampfbädern Badezusatz Zur Anwendung im Verdauungstrakt: Infus 7–10 Minuten. Wichtige Gewürzpflanze Thymian ist Bestandteil vieler Hustenspezialitäten und Bronchialsalben.
Monopräparat	Pulmonest (Nestmann)
Besonderheiten	Wirkungskriterien und Indikationen weitgehend identisch mit Thymus serpyllum

● *Tilia cordata / platyphyllos*

Deutsche Namen	**Winterlinde / Sommerlinde**
Apothekenübliche Drogen/ Zubereitungsformen	Flor. Tiliae Fol. Tiliae Lignum Tiliae Homöopathische Niedrigpotenzen ab D1 Spagyrische Zubereitungen
Humorale Qualität	w / t
Wirkungskriterien	Erwärmend und trocknend, zusammmenziehend, verbessert die Qaltität der Säfte
Säftebezug	Kalter, roher Schleim
Indikationen	Schleimkrankheiten durch Kälte Schweißtreibende Wirkung: Prophylaktikum und Therapeutikum bei Erkältungskrankheiten (Schwitzkur)

Forts. →

→ *Tilia cordata / platyphyllos*

	Wichtige Pflanze zur Ableitung auf die Haut. (vgl. Sambucus niger) Spasmolyticum der Atem– und Harnwege Schleimkrankheiten des Gehirns: Fallsucht, Schwindel, Schlaganfall. Bauchgrimmen, Sanftes Sedativum, Lactagogum
Anwendungsmöglichkeiten	Fol.: Infus (1 gehäufter TL pro 0,25 l Wasser, 5 Min. ziehen lassen)
Besonderheiten	Mit gleichen Indikationen (aber schlechterem Geschmack) kann auch die Silberlinde (Tilia argentea) verwendet werden: Flor. Tiliae argent.
Augendiagnostische Hinweiszeichen	Breiter, dunkler Ziliarrand

● *Trigonella foenum – graecum*

Deutsche Namen	**Bockshornklee, Schabziger Klee**
Apothekenübliche Drogen/ Zubereitungsformen	Semen Foenugraeci ⌀, Homöopathische Niedrigpotenzen Spagyrische Zubereitungen
Humorale Qualität	w 1 / t 1
Wirkungskriterien	Erweichend, zerteilend, ziehend
Indikationen	Vorwiegend externe Anwendung als Kataplasma: Furunkel, Karbunkel, Abszess, Phlegmone, Panaritium, Ulcus cruris, Drüsenschwellung Intern: Roborans bei konsumierenden Krankheiten: Skrofulose, Tuberkulose, Rekonvaleszenz, Schwächezustände. Trockene Katarrhe der Atemwege

Forts. →

→ *Trigonella foenum – graecum*

Anwendungsmöglichkeiten	Breiumschlag: 100 Gramm grob gemahlener Bockshornkleesamen werden mit wenig Wasser (oder Essig) zu einem Brei gekocht. Auf Stofflappen streichen und so heiss wie möglich auflegen. 3–4mal täglich wechseln. Alternative: Pulverisierter Bockshornkleesamen kann mit heißem Wasser oder Essig angerührt werden.
	Interne Anwendung als Roborans: In grossen Gaben (Esslöffelweise, mehrmals täglich) wegen schlechtem Geschmack mit Zitronensaft oder Pfefferminzöl
Besonderheiten	Schabziger Klee wird auch als Küchengewürz verwendet

● *Tropaeolum majus*

Deutsche Namen	**Kapuzinerkresse**
Apothekenübliche Drogen/ Zubereitungsformen	∅, Homöopathische Niedrigpotenzen Wird vorwiegend in Kombinationspräparaten verwendet. Schwer magenverträglich: Post cenam einnehmen lassen!
Humorale Qualität	w 3 / t 3
Indikationen	Angina tonsillaris Entzündungen der ableitenden Harnwege
	(Besonders bei chronisch rezidivierenden Krankheitsverläufen und / oder bei Antibiotika-Resistenz und -Abusus)
Besonderheiten	Tropaeolum majus war in der traditionellen Heilkunde unbekannt. Man kann aber davon ausgehen, dass es bezüglich Wirkungskriterien und Indikationen mit der Brunnenkresse vergleichbar ist (Siehe Nasturtium officinalis). Forts. →

→ *Tropaeolum majus*

Präparatehinweis	Angocin Drg. (Repha) Echtrosept Trpf. (Weber & Weber)

● *Tussilago farfara*

Deutsche Namen	**Huflattich, Rosshuf, Brandlattich**
Apothekenübliche Drogen/ Zubereitungsformen	Flor. Farfarae (= Flor. Tussilaginis) Fol. Farfarae (= Fol. Tussilaginis) Extr. Farfarae fluid. Homöopathische Potenzen ab D6 / C3 Spagyrische Zubereitungen
Humorale Qualität	Frischdroge: Wärme neutral / f 2 Getrocknete Droge: w 1 – 2 / f 2
Wirkungskriterien	Befeuchtend, zerteilend
Säftebezug	Dämpft übermäßige Hitze
Indikationen	Trockene Katarrhe der Atemwege: Reizhusten ohne Auswurf (v. a. bei chronischen Formen, aber auch im Frühstadium eines akuten Infektes) Asthma bronchiale: krampflösend, verhindert Schleimansammlung. Heiserkeit Extern: Erysipel Ulcus cruris »Zu Verhütung des kalten Brands / an den rinnenden wassersüchtigen Schenckeln.« (Tabernaemontanus) Brandwunden Schwer heilende Wunden Varizen

Forts. →

→ *Tussilago farfara*

Anwendungsmöglichkeiten	Intern: Fol. und Flor.: Infus (1 gehäufter TL pro 0,25 l Wasser, 5 Min. ziehen lassen) Extern: Fol: Infus (2 EL pro 0,25 l Wasser, 10 Min. ziehen lassen) Auflagen mit frischen Blättern
Besonderheiten	Huflattich ist bei längerer Anwendung in der Lage, Ablagerungen in der Lunge zu reduzieren (Teer, Staub …). Bestandteil sog. Kräutertabake
Konstitutionstherapie	Katarrhalisch–rheumatische Konstitution

Urtica dioica / urens

Deutsche Namen	**Brennessel**
Apothekenübliche Drogen/ Zubereitungsformen	Hb. Urticae Fol. Urticae Rad. Urticae Sem. Urticae Extr. Urticae fluid. Extr. Urticae sicc. Spiritus Urticae Tct. Urticae herbae Tct. Urticae radicis
Humorale Qualität	w 2–3 / t 2–3
Wirkungskriterien	Erwärmend, lösend, zerteilend
Säftebezug	Fördert das Sanguis-Prinzip, erwärmt und leitet kalten Schleim aus
Indikationen	Harntreibend Niere- und Blasensteine (»… eröffnen auch die verstopfte Nieren / zertreiben den Stein und führen denselbigen aus.« (Tabernaemontanus) Katarrhe der Atemwege mit viel Schleim, Asthma bronchiale Antidyskratikum (v. a. Ausleitung von Harnsäure) Ekzeme Gichtige, rheumatische Schmerzen Anämie, Chlorose Fördert Milchbildung Roborans (Semen Urticae) Lähmungen (Semen Urticae) Potenzschwäche des Mannes (Semen Urticae)
Anwendungsmöglichkeiten	Alle Drogen: Infus (1 gehäufter TL pro 0,25 l Wasser, 5 Min. ziehen lassen) Der Infus sollte immer frisch zubereitet werden, da er bereits nach kurzer Zeit jauchig riecht und schmeckt.

Forts. →

U

→ *Urtica dioica / urens*

	Frühlings–Entschleimungs–Kur: Frischsaft Gemüse
	»Urtication« der Haut durch Schlagen mit frischem Brennesselkraut; danach mit essiggetränktem Baumwollstoff abdecken. (Evtl. Ersatz für Baunscheidt–Verfahren)
Besonderheiten	Urtica ist eines der besten Mittel bei konstitutioneller Anämie (Chlorose / »Blutverwässerung«)
	»Die Brennessel ist die mit Abstand wichtigste Heilpflanze zur Umstimmung des Blutsystems, was auch das weite Anwendungsgebiet erklären dürfte.« (Broy)
Konstitutionstherapie	Harnsaure Diathese Anämische Konstitution

Vaccinium myrtillus

Deutsche Namen	**Heidelbeere, Blaubeere**
Apothekenübliche Drogen/ Zubereitungsformen	Frct. Myrtilli Fol. Myrtilli Extr. Myrtilli fluid. Tct. Myrtilli ∅, Homöopathische Niedrigpotenzen Spagyrische Zubereitungen
Humorale Qualität	k 2 / t 2
Wirkungskriterien	Kühlend, trocknend, zusammenziehend
Säftebezug	Dämpft große Hitze
Indikationen	Getrocknete Beeren: Durchfall, Bauchflüsse (bes. bei Kindern) Hitzige Magenerkrankungen, Erbrechen Blätter: Entzündung der Mund – und Rachenschleimhaut (frische Blätter kauen oder Infus, auch frische Beeren kauen) Ekzeme (ext.) Zystitis Adjuvans bei Diabetes mellitus
Kontraindikationen/ Vorsichtsmaßnahmen	Die Blätter sollten nicht in hoher Dosierung über längere Zeit eingenommen werden. (Gefahr der Hydrochinonvergiftung)
Anwendungsmöglichkeiten	Frct.: Mehrere Esslöffel pro Tag kauen Dekokt (1 geh. TL pro 100ml Wasser) Heidelbeerenmuttersaft (Reformhaus): für Säuglinge / Kleinkinder, unter den Brei gemischt oder ins Fläschchen Fol.: Intern: Infus (1 gehäufter TL pro 0,25 l Wasser, 5 Min. ziehen lassen) Extern: Dekokt (1–2 TL pro 0,25 l Wasser, kurz aufkochen)

Forts. →

→ *Vaccinium myrtillus*

Besonderheiten	Frische Früchte haben abführende Wirkung
	Fol. Myrtilli sind eine gute Alternative zu Fol. Uva ursi, sind deutlich besser verträglich
Konstitutionstherapie	Adjuvans bei Endokrin–vegetativer Konstitution

● *Valeriana officinalis*

Deutsche Namen	**Echter Baldrian, Katzenwurzel, Augenwurzel**
Apothekenübliche Drogen/ Zubereitungsformen	Rad. Valerianae Extr. Valerianae fluid.: 30–50 Trpf. pro Dosis Extr. Valerianae aquos. sicc. Extr. Valerianae spiss. Extr. Valerianae sicc. Tct. Valerianae Tct. Valerianae aetherea: Einige Tropfen bei Kollaps Ol. Valerianae aeth.: 5–10 Trpf. pro Dosis ∅, Homöopathische Niedrigpotenzen Spagyrische Zubereitungen
Humorale Qualität	w 2 / t 2
Wirkungskriterien	Erwärmend, trocknend, auflösend
Indikationen	Unruhe, Erregungszustände Schlaflosigkeit, Angstzustände Spastische Schmerzen im Verdauungstrakt (Anfallsweises) Herzjagen Sehstörungen: Schärft die Sehkraft Adjuvans in der Suchttherapie
Kontraindikationen/ Vorsichtsmaßnahmen	Bei langdauernder, hoher Dosierung kann eine Abhängigkeit entstehen.
Anwendungsmöglichkeiten	Rad.: Infus (2 gehäufte TL pro 0,25 l Wasser, 5 Min. ziehen lassen) oder Kaltauszug (2 TL pro 0,25 l Wasser, über Nacht ziehen lassen)

Forts. →

→ *Valeriana officinalis*

Besonderheiten	Die Wirkung von Valeriana unterscheidet sich bei den Zubereitungsformen: Alkoholische Auszüge: Vegetativ ausgleichende Wirkung
	Wässrige Auszüge: Beruhigende Wirkung Hyperkinetische Syndrome
	»Verwende ihn bei jeder chronischen oder akuten Erkrankung, die eine Entspannung des gesamten Organismus erforderlich macht.« (Elisabeth Brooke)
	Valeriana ist ein selektives Kardiosedativum bei hyperkinetischen Herzsyndromen, auch symptomatisch bei Hyperthyreose.
Konstitutionstherapie	Neuropathisch / neurolymphatische Konstitution Atonisch–asthenische Konstitution Spasmophile Diathese

● *Veratrum album*

Deutsche Namen	**Weiße Nieswurz, Weißer Germer**
Apothekenübliche Drogen/ Zubereitungsformen	(Rhiz. Veratri) (Tct. Veratri) Homöopathische Potenzen ab D4 / C2 (Rezeptfrei ab D4)
Humorale Qualität	w 2 / t 2
Säftebezug	Führt die Schwarzgalle aus dem Körper (durch Erbrechen)
Indikationen	Kollaps, Ohnmacht Lähmungen Neuralgien (bes. Trigeminusneuralgie) Spasmophilie

Forts. →

→ *Veratrum album*

Kontraindikationen/ Vorsichtsmaßnahmen	Die Pflanze ist tödlich giftig! Letaldosis: 2 Gramm der Droge
Anwendungsmöglichkeiten	Ausschließlich als Homöopathicum ab D4 / C2!
Besonderheiten	Die pulverisierte Wurzel wurde früher als Zusatz zu Niespulvern verwendet

● *Verbascum densiflorum* (= *Verbascum thapsiforme*)

Deutsche Namen	**Großblumige Königskerze, Wollblume, Wollkraut**
Apothekenübliche Drogen/ Zubereitungsformen	Flor Verbasci Fol. Verbasci (vorw. externe Anwendung) Ø, Homöopathische Niedrigpotenzen Spagyrische Zubereitungen
Humorale Qualität	w 1 / t 1
Wirkungskriterien	Reinigend, reizlindernd
Indikationen	Trockener, harter Husten, auch mit blutigem Auswurf. Atemnot (»schwärer Atem«) Heiserkeit Hitzige Ekzeme, Wunden, Geschwüre »Heilet auch allen hitzigen / fließenden / beissenden Grind« (Tabernaemontanus) Stillt Flüsse (Augen, Ohren, Haut, Bauch …) Blutende und schmerzhafte Hämorrhoiden
Anwendungsmöglichkeiten	Flor.: Kaltauszug (1–2 TL pro 0,25 l Wasser, über Nacht ziehen lassen)
Konstitutionstherapie	Adjuvans bei katarrhalisch–rheumatischer Konstitution

● *Verbena officinalis*

Deutsche Namen	**Eisenkraut**
Apothekenübliche Drogen/ Zubereitungsformen	Hb. Verbenae ∅, Homöopathische Niedrigpotenzen Spagyrische Zubereitungen
Humorale Qualität	w / t
Wirkungskriterien	Zusammenziehend
Säftebezug	Unterstützt und fördert das Sanguis-Prinzip
Indikationen	Krankheiten durch Kälte Verstopfung von Leber, Milz und Nieren Tonicum bei Erschöpfungszuständen und in der Rekonvaleszenz, nervöse Schwäche. Melancholische Zustände, Ängste Anämie Fördert die Menstruationsblutung Fördert Milchbildung Hautkrankheiten: Ekzeme, Flechten (ext.) Wundheilungsfördernd, trocknend (int. und ext.) Augenkrankheiten: Flüsse durch Kälte, Sehschwäche
Kontraindikationen/ Vorsichtsmaßnahmen	Schwangerschaft
Anwendungsmöglichkeiten	Hb.: Kaltauszug (1 TL pro 0,25 l Wasser, über Nacht ziehen lassen)
Besonderheiten	In der traditionellen Literatur wird das Eisenkraut für eine unübersehbare Vielfalt von Krankheiten empfohlen und wurde als Heil- und Sympathiepflanze hoch geachtet. Zusammenfassend lassen sich folgende Wirkungsschwerpunkte feststellen: Verbesserung der Blutqualität; Hautkrankheiten (incl. Verletzungen); Augenkrankheiten; nervöse Dysregulationen (Schwäche).

Forts. →

→ *Verbena officinalis*

	Verbena darf nicht verwechselt werden mit dem duftenden »Vervaine« (Lippia triphylla – Zitronenstrauch), das v. a. in Frankreich als wohlschmeckender Tee beliebt ist.
Konstitutionstherapie	Anämische Konstitution Endokrin-vegetative Konstitution

● *Veronica officinalis*

Deutsche Namen	**Echter Ehrenpreis, Männertreu, Grundheil**
Apothekenübliche Drogen/ Zubereitungsformen	Hb. Veronicae Tct. Veronicae ∅, Homöopathische Niedrigpotenzen Spagyrische Zubereitungen
Humorale Qualität	w / t
Wirkungskriterien	Zusammenziehend
Säftebezug	Erwärmt, verflüssigt und leitet Schleim aus, verbessert dadurch die Blutqualität
Indikationen	Chron. Atemwegskatarrhe (bis zur Schwindsucht) Stärkt das Gehirn und Gedächtnis (Kopfarbeiter!) Kalter Magen: Fördert Coctio »Faulige« äußerliche und innerliche Wunden Harte Schwellung der Milz und der Lymphknoten Chronische Hautleiden
Anwendungsmöglichkeiten	Hb.: Infus (1 gehäufter TL pro 0,25 l Wasser, 5 Min. ziehen lassen)
Besonderheiten	»Verzehrt und reinigt das bös Geblüt / ist für fliegende Hitz / und eröffnet die Schweißlöchlin.« (Lonicerus)
Konstitutionstherapie	Skrofulöse Dyskrasie Phlegmatisch-venöse Konstitution

● Vincetoxicum officinale (= Vincetoxicum hirundinaria)

Deutsche Namen	**Schwalbenwurz, Schwalbenschwanz, Hundswürger**
Apothekenübliche Drogen/ Zubereitungsformen	Homöopathische Potenzen ab D1 / C1
Humorale Qualität	w 1 / t 1
Säftebezug	Treibt cholerische und melancholische Feuchtigkeiten aus
Indikationen	Vergiftungen aller Art Geschwülste von Brust und Gebärmutter Heute übliche Anwendung: Resistenzsteigerung bei Infektionen (bes. Virusinfekte)
Kontraindikationen/ Vorsichtsmaßnahmen	Giftig!
Anwendungsmöglichkeiten	Nur in homöopathischen Potenzen
Besonderheiten	Vincetoxicum = »Sieger des Giftes«
Präparatehinweis	Engystol (Heel)

● Viola odorata

Deutsche Namen	**Wohlriechendes Veilchen**
Apothekenübliche Drogen/ Zubereitungsformen	Flor. Violae odoratae Hb. Violae odoratae Rhiz. Violae odoratae ∅, Homöopathische Niedrigpotenzen Spagyrische Zubereitungen
Humorale Qualität	k 1 / f 1 (Trockendroge) k 1 / f 2 (Frischpflanze)

Forts. →

→ Viola odorata

Wirkungskriterien	Kühlend, befeuchtend, erweichend, zurücktreibend
Säftebezug	Kühlt große Hitze, treibt die Gelbgalle aus, lindert Schärfen
Indikationen	Krankheiten durch Hitze und Trockenheit, bes. bei Kindern und alten Menschen. Hitziger und trockener Husten Rachenentzündung Nieren- und Blasenentzündung Schwäche durch Hitze
Kontraindikationen/ Vorsichtsmaßnahmen	Kalte und feuchte Krankheiten
Anwendungsmöglichkeiten	Hb. oder Flor.: Infus (1 gehäufter TL pro 0,25 l Wasser, 5 Min. ziehen lassen)
Besonderheiten	Eine der wenigen Pflanzen, die eine befeuchtende Wirkung entfaltet

● Viola tricoloris

Deutsche Namen	**Feldstiefmütterchen, Freysamkraut, Dreifaltigkeitskraut**
Apothekenübliche Drogen/ Zubereitungsformen	Hb. Violae tricoloris Flor. Violae tricoloris Tct. Violae tricoloris ∅, Homöopathische Niedrigpotenzen Spagyrische Zubereitungen
Humorale Qualität	w / t bis in den 3. Grad
Wirkungskriterien	Erwärmend, durchdringend, heilend
Säftebezug	Treibt große Feuchtigkeit aus

Forts. →

→ *Viola tricoloris*

Indikationen	Chronische Hautleiden: Ekzeme, Milchschorf, Pusteln Verschleimung der Atemwege, »Dämpfigkeit der Brust« Asthmatische Zustände
Anwendungsmöglichkeiten	Hb. und Fol.: Infus (1 gehäufter TL pro 0,25 l Wasser, 5 Min. ziehen lassen)
Besonderheiten	Eines der Hauptmittel bei skrofulösen Hauterkrankungen. »Dieser Trank nimt allen Schleim und Wust hinweg, der sich zwischen Haut und Fleisch lange Zeit gesammelt. Dienet sonderlich wol den räudigen Menschen.« (Lonicerus)
Konstitutionstherapie	Skrofulöse Dyskrasie Katarrhalisch–rheumatische Konstitution Lymphatisch–hyperplastische Konstitution Lymphatisch–hypoplastische Konstitution
Rezeptur	Konstitutionstherapie chronischer Ekzeme: Hb. Violae tric. Fol. Juglandis Hb. Galii veri aa ad 100.0 M. f. spec. DS: 3 Tassen tgl. als Infus

● *Viscum album*

Deutsche Namen	**Mistel**
Apothekenübliche Drogen/ Zubereitungsformen	Hb. Visci albi Tct Visci albi Extr. Visci albi fluid. Extr. Visci albi spiss. Extr. Visci albi sicc. ∅, Homöopathische Niedrigpotenzen Spagyrische Zubereitungen

Forts. →

→ *Viscum album*

Humorale Qualität	**neutrale Wärme / f 1**
Wirkungskriterien	Zerteilend und erweichend (bes. Geschwülste)
Säftebezug	Treibt melancholisch verunreinigtes Phlegma aus
Indikationen	Traditionell: Schwindel, Fallsucht (Epilepsie) Blutungen (Lungen-, Gebärmutter-, Nasenbluten) Blutverteilungsstörungen: Plethorische Zustände Heute übliche Anwendungen: Hypertonie, Arteriosklerose (oral) Adjuvans in der Therapie von Malignosen (parenteral) Arthrosen, Spondylosen (parenteral) Neuritiden (parenteral)
Anwendungsmöglichkeiten	Hb.: Infus (1 gehäufter TL pro 0,25 l Wasser, 5 Min. ziehen lassen) Diverse Injektionspräparate verschiedener Hersteller (s. u.)
Konstitutionstherapie	Plethorische Konstitution
Monopräparate	Oral: Viscum AAR Viscum album ∅ (Bioforce / Stüber) Inj.: Abnoba–Viscum (Abnoba) Cefalektin (Cefak) Eurixor (Medisculab) Helixor (Helixor) Iscador (Weleda) Iscucin (Wala) Plenosol (Madaus) Vysorel / Isorel (Novipharm)
Präparatehinweis	Viscum Drg. (Nestmann)

● *Vitis vinifera*

Deutsche Namen	**Weinstock, Weinrebe**
Apothekenübliche Drogen/ Zubereitungsformen	Fol. Vitis viniferae Vinum medicinalis (Xeres- oder Samosweine)
Humorale Qualität	**Fol.: k 2 / t 2** **Wein: w / (f)** (unterschiedliche Grade, je nach Rebenart und Geschmack) Trockener, junger Wein ist weniger warm als schwerer, alter Wein. Weißwein: w 3 / f (Vorsicht bei hyperkinetischem Magen!) Rotwein: w 1 / (t), adstringierend (Vorsicht bei hypokinetischem Magen und Obstipation) Brandwein ist sehr heiß und trocken (w 4 / t 3) (Alle hochprozentigen Spirituosen sind »flüssiges Feuer«) Weinessig: k 0–2 / t 2
Wirkungskriterien	Wein: Erwärmend und befeuchtend, zerteilend (roher Schleim). Essig: Kühlend, zerteilend, durchdringend Fol.: Kühlend, heftig zusammenziehend, trocknend
Indikationen	Wein: »… erquicket und erfreut die lebender Geister / stärkt und erwärmet das blöde / schwache und kalte Hirn …« (Tabernaemontanus) Erwärmt den kalten Magen: Fördert Appetit und Verdauung. Verbessert die Blutqualität (»Schroth – Kuren«) Gutes Tonikum für kalte, trockene, alte Menschen (s. u.) Essig: »Es wird auch der Essig nutzlich gebrauchet wider das Wühten und Toben der Gallen / legt und bezwingt dieselbige / benimmt

Forts. →

→ *Vitis vinifera*

	ihr die Schärfe / lindert auch die grosse Hitz / in den cholerischen Fiebern / und legt den Durst.« (Tabernaemontanus) Hyperkinetische Magen–Darm–Syndrome Bauchflüsse
	Folia: Hitze und Entzündung des Magens Blutige Bauchflüsse Hitzige Galleerkrankungen Antidyskratikum bei Gicht und Hautkrankheiten
Kontraindikationen/ Vorsichtsmaßnahmen	Schon Tabernaemontanus warnt eindringlich vor dem Missbrauch von Wein und Brandwein!
Anwendungsmöglichkeiten	Fol: Infus (1 gehäufter TL pro 0,25 l Wasser, 5 Min. ziehen lassen)
	Traubenkur: Roborierende und antidyskratische Diätmaßnahme
Besonderheiten	Wein ist ein ideales Trägermedium für tonisierende, roborierende Arzneien, bes. bei Senioren.
	Traubenkernöl ist ein hochwertiges Speiseöl.

● *Zingiber officinale*

Deutsche Namen	**Ingwer**
Apothekenübliche Drogen/ Zubereitungsformen	Rhiz. Zingiberis (plv.) Tct. Zingiberis ∅, Homöopathische Niedrigpotenzen Spagyrische Zubereitungen
Humorale Qualität	w 3 / f 1
Wirkungskriterien	Erwärmend, befeuchtend
Säftebezug	Lindert das melancholische Prinzip, erwärmt und leitet rohes Phlegma aus
Indikationen	Krankheiten durch Kälte und Trockenheit Allgemeines Tonikum Kalter Magen Verdauungsstörungen Schweißtreibend: Leitet übermäßiges Phlegma aus. Bauchkrämpfe durch Blähungen Kreislaufanregung
Kontraindikationen/ Vorsichtsmaßnahmen	Hyperkinetische, hitzige Krankheiten
Anwendungsmöglichkeiten	Rhiz.: Infus (1 gehäufter TL pro 0,25 l Wasser, 5–10 Min. ziehen lassen) Pulver: Messerspitzweise Gewürzpflanze Auch kandierte Ingwerwurzel kann verwendet werden.

3 Die humorale Qualität der Nahrungsmittel

Grundsätzliche Wirkungsweisen der Nahrungsmittel

Hitzige Speisen	Verdünnen dicke Feuchtigkeiten Zerteilen zähe Feuchtigkeiten Vertreiben Winde.
Kalte Speisen	Dämpfen die Hitze des Magens, des Blutes und der Gelbgalle Erzeugen Blähungen.
Feuchte Speisen	Befeuchten die trockenen Teile Fördern das Phlegma-Prinzip Laxieren.
Trockene Speisen	Sind schwer zu verdauen Machen melancholische Säfte.

Wirkungen der Geschmacksqualitäten

Süße Speisen	Nähren stark Verursachen Verstopfungen von Leber und Milz.
Salzige Speisen	Wirken Fäulnis entgegen (Pökeln) Verbrennen das Blut, erzeugen Juckreiz.
Bittere Speisen	Führen ab, zerteilen groben Schleim.
Scharfe Speisen	Eröffnen, was verstopft ist Vermehren die Gelbgalle Produzieren scharfe Dünste.
Saure Speisen	Leiten grobe Feuchtigkeiten aus Mit süß: lindern Bauchschmerzen Mit herb: hemmen die Ausscheidung.
Herbe Speisen	Vor anderen Speisen gegessen: stopfen Nach anderen Speisen gegessen: laxieren.

Modifikation der Qualität der Speisen durch die Zubereitungsform

Roh (Cibus crudus)	Schwer verdaulich Macht Würmer im Leib Krankheiten bleiben nicht aus.	
Gebraten, gegrillt (Cibus assus / tostus)	Schwach gebraten: etwas trocken, aber gesund Stark gebraten: macht Schwarzgalle.	
In Topf gebraten (Cibus frixus)	Schwer verdaulich Macht Aufstoßen und Verstopfung Macht verbranntes Blut.	
Gekocht, gesotten (Cibus elixus / suffocatus)	Leicht verdaulich Befeuchtend Je besser durchgekocht, umso leichter verträglich.	

Humorale Qualitäten der wichtigsten Nahrungsmittel

Grundsätzlich ist zu berücksichtigen, daß auch klimatische Bedingungen und Bodenbeschaffenheit großen Einfluß auf die humoralen Qualitäten der Nahrungsmittel haben.

Wurzelgemüse

Pastinack	warm und trocken	
Möhre	warm und feucht	Unterstützt das Sanguis-Prinzip. Reinigt und heilt Schleimhäute.
Rote Beete	warm und feucht	Reinigt die Milz von Schwarzgalle.
Rettich	w 3 / t 2	Liegt erst schwer im Magen, hilft aber, wenn er den Magen verlassen hat, bei der Verdauung und Verteilung der Nahrung.
Radieschen	w 2 / t1	Leichter verträglich als Rettich.
Meerrettich	w 3 / t 3	

Forts. →

Zwiebel	w 3–4 trocken oder feucht (ist unklar)	Zwiebel ist Gewürz, kein Gemüse Bei Phlegmatikern: durchdringt und erwärmt den kalten Schleim. Bei Cholerikern: die scharfen Dämpfe steigen in den Kopf und verursachen unruhigen Schlaf und Augenflüsse.
Lauch	warm und trocken	
Kartoffel	neutral temperiert / feucht	Gibt gute und schnelle Nahrung, kann aber im Übermaß Skrofulose fördern.
Spargel	temperiert/trocken	Geben nicht viel Nahrung Eröffnen die Nieren
Sellerie	w 2 / t 2	Gut bei phlegmatischen/skrofulösen Konstitutionen.
Fenchel	w 2 / t 1	Treibt Blähungen.

Gemüse und Salate

Kresse	w 4 / t 4	Verdünnt zähe Säfte, eröffnet die verstopfte Leber und Milz.
Spinat	k 2 / f 2	Erfrischendes, kühlendes Gemüse.
Kohl	warm und trocken	Gibt wenig und schlechte Nahrung.
Gurke	k 2 / f 2	Starker Magen notwendig.
Saure Gurke	w 2 / f	
Tomate	k / f	
Kürbis	k 2 / f 2	Gibt wenig Nahrung.
Artischocke	warm und trocken	Gut für den Magen, gibt aber nicht viel Nahrung.
Spargel	w / t	
Salate	mehr oder weniger k/ f	

Getreide

Weizen	mäßig warm und feucht	Stärkste Nahrung unter den Getreiden.
Roggen	mäßig warm	Kälter als Weizen, wärmer als Gerste.
Gerste	k 1 / t 1	Malz: warm Graupen: kühlend, erfrischend. Kühlende Krankenkost.
Hafer	w 1 / t 1	Wenig Nährwert für Menschen Futter für Pferde und Gänse.
Dinkel	warm und feucht	Wichtigstes Getreide der Hildegard-Heilkunde Leicht verdaulich, macht gutes Blut und fröhlich.
Reis	warm und trocken	Wird durch Kochen in Wasser oder Milch temperiert. Viel Reis gibt einen groben Nahrungssaft und verstopft die Gekröseadern.
Hirse	k1 / t 2	Schwer verdaulich, gibt wenig Nahrung, aber keine schlechten Säfte. Hirsebrei mit Milch gekocht ist dagegen gute Nahrung.
Mais	w / t	
Erbsen	getrocknet: kalt und trocken frisch: kalt und mittelmäßig feucht	Schwer verdaulich, machen keinen guten Nahrungssaft. Machen Blähungen.
Bohnen	getrocknet: kalt und trocken (1. Grad) frisch: kalt und feucht	Schwer verdaulich, machen Blähungen Bei starker Verdauung aber gute Nahrung.
Linsen	kalt und trocken	Schwer verdaulich, machen Winde Nur selten und in kleinen Mengen Sollten nicht von zarten Menschen gegessen werden.

Früchte

Melonen	k 2 / f 2	Gut für hitzigen Magen und Leber Kühlend, durststillend, erfrischend.
Erdbeere	kalt und feucht	Gut für hitzige Naturen Für Phlegmatiker nicht empfehlenswert.
Trauben	w 2 / f 2	Werden von allen Obstsorten am besten verdaut. Bei kaltem Magen machen sie rohe Feuchtigkeit, Blähungen und Durchfall.
Kirschen	kalt und feucht	Schwer magenverträglich.
Pflaumen	frisch: kalt und feucht Je reifer und süßer, umso wärmer getrocknet: kalt und trocken	Laxieren.
Pfirsiche	k 2 / f 2	Schwer magenverträglich, faulen leicht, machen dann Durchfall.
Aprikosen	k 1 / f 2	Leichter verträglich als Pfirsiche.
Feigen	frisch: w 1 / f 2 getrocknet: w 2 / f 1	
Brombeeren	mäßig warm / t	
Himbeeren	mäßig warm / f	
Stachelbeeren	kalt und trocken	
Johannisbeeren	rot: k 2 / t 2 weiß: k 1 / t 1	
Äpfel	saure Sorten: kalt / eher trocken süße Sorten: warm und feucht	
Birnen	saure Sorten: kalt / eher trocken süße Sorten: warm und feucht	Rohe Birnen belasten den Magen, gekochte Birnen entlasten ihn.
Mandeln	süß: w 1 / neutrale Feuchtigkeit bitter: w 2 / t 2	Qualität variiert nach Reife- und Trocknungsgrad.

Forts. →

Walnüsse	w 1 / t 1	Qualität variiert nach Reife- und Trocknungsgrad.
Haselnüsse	w 1 / t 1	Qualität variiert nach Reife- und Trocknungsgrad.
Esskastanien	frisch: neutral / feucht geröstet: neutral / trocken	
Zitronen	Saft: k3 / t 3	
Orangen	Saft: k1 / t 1 Süßer Saft ist wärmer und feuchter	
Oliven	reif: w 2 / f 2 unreif (grün): k 2 / t 2 eingelegt: k2 / t 2 Öl: w 2 / f 2	Regen Appetit an, geben aber keine Nahrung.

Milchprodukte

Milch	k1 / f 2	Die Qualität als Nahrung hängt stark davon ab, wie gut der Magen die Milch verdauen kann Milch macht viel Phlegma. Bei skrofulösen Konstitutionen/Krankheiten unverträglich. Ein Säuerungsvorgang erwärmt die Milch.
Molke	k/ f	Schadet bei kaltem Magen Gut bei cholerischen Krankheiten und verbrannten Feuchtigkeiten.
Butter	mäßig warm und feucht	Bei kaltem Magen macht sie Schleim Bei hitzigem Magen entsteht Gelbgalle.
Käse	frisch, weich kalt und feucht Reifer Käse: warm und trocken	Die humoralen Qualitäten variieren stark nach Alter und Geschmack des Käses.

Fleisch

- Geflügel ist am leichtesten verdaulich und am gesündesten
- Säugetiere (»Vierfüßige Thiere«) nähren gut, sind aber schwer zu verdauen
- Fische nähren wenig.

Kalb	kalt und sehr feucht	Enthält viel zähe und schleimige Feuchtigkeit.
Rind	kalt und trockener als Kalb	Gibt gute und starke Nahrung Zu viel Rind kann Melancholera erzeugen.
Lamm	mäßig warm und sehr feucht	
Hammel	warm, aber nicht sehr feucht	Macht gutes Blut, wenn es gut verdaut werden kann.
Ziege	warm und trocken	Erzeugt Schärfen »… heßlichste Fleisch unter allen …« (Elsholtz)
Schwein	kalt und feucht	Besonders Ferkel haben viel Schleim und überflüssige Feuchtigkeit. Macht viel Phlegma.
Wildschwein	wärmer und trockener als Hausschwein	Viel bessere Nahrung als Hausschwein.
Hirsch	w 3 / f	
Reh	w 1 / f	
Huhn	neutral / feucht (je jünger, umso feuchter). Erwachsene Hähne sind trocken, bis zur Ungenießbarkeit	Leicht verdaulich, macht gutes Blut, aber keine langanhaltende Nahrung.
Gans	warm und sehr feucht	Macht grobe Feuchtigkeit, wenn sie nicht gut verdaut werden kann. Schlecht bei kaltem Magen.
Ente	w 2 / f 2	Macht viel Cholera Schwer verdaulich, macht viel, aber ungesunde, feuchte oder melancholische Nahrung.
Fisch allgemein	mehr oder weniger warm und feucht	Schwer verdaulich, macht keine gute Nahrung Bei kaltem Magen entsteht rohes Phlegma.

Forts. →

Forelle	w 1 / f	Gute, wertvolle Nahrung, auch für Kranke.
Hering	kalt und feucht	Erwärmung durch Einsalzen.

Gewürze

Pfeffer (Schwarz und weiß)	w 3 / t 3	Kalter Magen, Symptome durch Kälte.
Muskatnuss	w 2–3 / t 2	Stärkt den Kopf, das Herz, die Gebärmutter, den Magen. Fördert die Verdauung, stillt Erbrechen
Zimt	w 3 / t 3	Windtreibend, stärkt Bauchorgane.
Salz	w 3 / t 3 Meersalz ist wärmer und trockener als Stein- und Brunnensalz	»… das Salz machet die vesten theile der Speisen so dünne, daß die natürliche Wärme des Magens leichter hinein dringen und die Dauung vollbringen kann« (Elsholtz) Zu viel Salz verbrennt die Säfte (macht Schwarzgalle).
Zucker	w 3 / t 1 (raffinierter, gereinigter Zucker) f 1 (Rohzucker, Sirup)	Nährt den Leib, macht gutes Blut und Spiritus Nützt schwachen, durch Krankheit geschwächten und alten Menschen sowie bei kalten und melancholischen Zuständen. Bei übermäßigem Gebrauch relaxiert er den Magenmund, verursacht Winde, nimmt den Appetit, macht Durchfall, schwarze Zähne, Mundfäule und »Aufsteigung der Mutter«.
Honig	w 2 / t 2	Nährt gut, reinigt von Verunreinigungen (Klistier, Wunden) Krankheiten von Hals und Lunge Tut den Harnwegen gut Verhindert Fäulnis Zuviel Honig ergibt alle schädlichen Wirkungen des Zuckers. Wird bei Cholerikern leicht zu Galle.
Olivenöl	neutral / neutral	
Essig	k neutral / t bis 3	
Senf	w 4 / t 4	Erwärmt den Magen, regt den Appetit an und stärkt die Verdauung.
Ingwer	w 3 / f 1	Hilft die Rohheit der Speisen überwinden.

Forts. →

Schnittlauch	warm und trocken	
Knoblauch	w 4 / t 4	Die wärmste Lauchart.
Borretsch	w 1 / f 1	Stärkt das Herz Vermindert Melancholera.
Petersilie	w 2 / t 2	Fördert die Verdauung. Treibt den Harn und Steine.
Dill	w 2 / t 2	Gut zu Gurken und anderen kalt/feuchten Gemüsen.
Salbei	w 1 / t 2	Zu Hammelbraten und Eiern.
Majoran	w 2 / t 2	Zu Fleisch und Fisch Leberwurst.
Thymian	w 3 / t 3	
Kaffee	w 3 / t 3	

4 Anhang

Zuordnung der Heilpflanzen zu den humoralen Qualitäten

Warme und feuchte Pflanzen

Pflanze	Qualität	Seite
Beta vulgaris var. cruenta	w 2 / f 2	61
Borago officinalis	w 1 / f 1	63
Ceanothus americanus	w 2 / f 2	76
Linum usitatissimum	w 1–2 / neutral	128
Liquiritia officinalis	neutral / f 2	129
Malva sylvestris	w 1 / f 2	132
Marsdenia condurango	w 3 / f 2	134
Olea europaea (Frct. und Ol.)	w 2 / f 2	145
Piniaceae spec.	w 1 / f 2–3	153
Pulmonaria officinalis	w 1 / f 2	163
Symphytum officinale	w 1–2 / f	195
Tussilago farfara	w 1–2 / f 2	209
Viscum album	neutral/f 1	221
Vitis vinifera (Vin.)	w / f	223
Zingiber officinale	w 3 / f 1	225

Warme und trockene Pflanzen

Pflanze	Qualität	Seite
Achillea millefolium	w 2 / t 2	33
Adonis vernalis	w 2 / t 2	34
Aegopodium podagraria	w / t	34
Aesculus hippocastanum	w 1 / t 1	35
Agnus castus	w 2 / t 2	36
Agrimonia eupatorium	w 1 / t 2	38
Alchemilla vulgaris	neutral / t 2–3	39
Allium cepa	w 4 / t 3	40
Allium sativum	w 4 / t 4	41
Aloe spec.	w 2 / t 2	42
Ammi visnaga	w 3 / t 3	44
Angelica archangelica	w 3 / t 2	45
Arnica montana	w 2–3 / t 2–3	48
Artemisia abrotanum	w 3 / t 3	50
Artemisia absinthium	w 1 / t 3	51
Artemisia vulgaris	w 3 / t 2	52
Asa foetida	w 4 / t 4	53
Asparagus officinalis	neutral / t 1–2	54
Avena sativa (Frct.)	w 2 / t 2	58
Brassica oleracea	w 1 / t 1	65
Bryonia alba	w 3 / t 3	65
Calamus aromaticus	w 2 / t 2	67
Calendula officinalis	w 2–3 / t 2	68
Carduus marianus	w 2 / t 2	70
Carlina acaulis	w 2 / t 2	72
Carum carvi	w 3 / t 3	73
Cassia spec.	w 2 / t 2	74
Castanea sativa	w 1 / t 1	75
Centaurium umbellatum	w 2 / t 2	76
Chelidonium majus	w 3 / t 3	78
Cinnamomum ceylanicum / chinensis	w 3 / t 3	80
Citrullus colocynthis	w 3 / t 3	81
Clematis recta	w 3-4 / t 3	82
Cnicus benedictus	w 1-2 / t 2	83
Convallaria majalis	w / t	83
Curcuma longa	w 2 / t 2	87
Cynara scolymus	w 2 / t 2	88
Daphne mezereum	w 4 / t 3	89
Digitalis spec.	w 2 / t 2	89
Drosera rotundifolia	w 4 / t 4	90
Echinacea purpurea	w 3 / t 1	92
Elettaria cardamomum	w 2 / t 2	93

Pflanze	Qualität	Seite
Erica vulgaris	w 2 / t 2	96
Euphrasia officinalis	w 1 / t 2	96
Foeniculum vulgare	w 2 / t 1	98
Fumaria officinalis	w 1 / t 2	100
Galeopsis spec.	w 1 / t 2	102
Galium spec.	w 2 / t 2	103
Gentiana lutea	w 3 / t 2	104
Glechoma hederacea	w 2 / t 2	105
Gratiola officinalis	w 2 / t 2	106
Grindelia robusta	w 2 / t 2	107
Guajakum officinalis	w 2 / t 2	108
Hedera helix	w / t	110
Helenium	w 2 / t 1	111
Helleborus niger	w 3 / t 3	111
Humulus lupulus	w 2 / t 2	113
Hypericum perforatum	w 2–3 / t 2–3	115
Hyssopus officinalis	w 3 / t 3	117
Imperatoria ostruthium	w 3 / t 3	119
Juglans regia	w 2 / t 2	121
Juniperus communis	w 3 / t 2	122
Lamium album	w 1 / t 1	124
Lavandula officinalis	w 2 / t 2	125
Leonurus cardiaca	w 2 / t 3	126
Levisticum officinale	w 2 / t 1-2	126
Linaria vulgaris	w / t	127
Marrubium vulgare	w 2 / t 3	134
Matricaria chamomilla (Kurzinfus)	w 2 / t 3	136
Melilotus officinalis	w 1 / t 2	137
Melissa officinalis	w 2 / t 1-2	138
Mentha piperita (und andere Mentha-Arten)	w 3 / t 3	140
Menyanthes trifoliata	w 2 / t 2	141
Nasturtium officinalis/ aquaticum	w 2 / t 2	143
Nerium oleander/ odoratum	w 3 / t 2	144
Ononis spinosa	w 3 / t 3	146
Origanum vulgare	w 3 / t 3	146
Paeonia officinalis	w 2 / t 2	148
Pelargonium reniforme/ sidoides	w 2 / t 2	149
Petasites officinalis/ hybridus	w 2 / t 2	150
Petroselinum crispum	w 2-3 / t 2	151
Pimpinella anisum	w 2–3 / t 2–3	154
Pimpinella major/ saxifraga	w 2–3 / t 2–3	155
Potentilla anserina	w 1 / t 2	160
Primula veris	w 2 / t 2	162
Pulsatilla pratensis	w 4 / t 2	164
Quercus robur	w 1 / t 2	166
Rhamnus frangula	w 2 / t 2	168
Rheum palmatum	w 2 / t 2	168
Ricinus communis	w 3 / t 3	169
Rosmarinus officinalis	w 3 / t 3	172
Rubina tinctorum	w 2 / t 3	173
Rubus idaeus (reife Früchte)	w 2 / t 2	174
Ruscus aculeatus	w 2 / t 2	175
Ruta graveolens	w 3 / t 3	176
Salvia officinalis	w 1 / t 2	178
Sambucus nigra	w 2 / t 2	180
Sanicula europaea	w 2-3 / t 2	181
Saponaria officinalis	w 4 / t 4	182
Sarothamnus scoparius	w 2 / t 2	183
Sarsaparilla = Smilax utilis	w 1 / t 2	184
Saxifraga granulata	w 3 / t 3	185
Scilla maritima	w 2 / t 2	185
Scrophularia nodosa	w 2 / t 2	187
Sinapis alba	w 4 / t 4	191
Solanum dulcamara (= Dulcamara)	w 3 / t 3	191
Solidago virgaurea	w 2 / t 3	192
Syzygium aromaticum	w 2 / t 2	196
Tanacetum vulgare (=Crysanthemum vulgare)	w 3 / t 2	198
Teucrium spec.	w 2 / t 3	201
Thuja occidentalis	w 2 / t 2	202
Thymus serpyllum	w 3 / t 3	204

Pflanze	Qualität	Seite
Thymus vulgaris	w 3 / t 3	205
Tilia cordata / platyphyllos	w / t	206
Trigonella foenum – graecum	w 1 / t 1	207
Tropaeolum majus	w 3 / t 3	208
Urtica dioica / urens	w 2–3 / t 2–3	210
Valeriana officinalis	w 2 / t 2	214
Veratrum album	w 2 / t 2	215
Verbascum densiflorum	w 1 / t 1	216
Verbena officinalis	w / t	217
Veronica officinalis	w / t	218
Vincetoxicum officinale	w 1 / t 1	219
Viola tricoloris	w / t bis 3. Grad	220

Kalte und feuchte Pflanzen

Pflanze	Qualität	Seite
Convallaria majalis	k 2 / f 2	83
Cucurbita pepo	k 2 / f 2	86
Fragaria vesca (Frct.)	k 1 / f 2	99
Papaver rhoeas	k 3 / ?	148
Plantago psyllum / afra	k 2 / f 2	158
Populus nigra	k 1 / neutral	159
Senecio vulgaris	k 2 / f 2	190
Viola odorata	k 1 / f 1–2	219

Kalte und trockene Pflanzen

Pflanze	Qualität	Seite
Arctium lappa	k / t	46
Arctostaphylos uva ursi	k 2	47
Asperula odorata	k 1 / t2	55
Atropa belladonna	k 2–3 / t 2	56
Avena sativa (Stramentum)	k 2 / t 2	58
Bellis perennis	k 2 / t 2	60
Berberis vulgaris	k 2 / t 2	61

Pflanze	Qualität	Seite
Betula alba	k 1 / neutral	62
Capsella bursa pastoris	k 2 / t 2	69
Carex arenaria (Alle Grasarten)	k 1–3 / t 1–3	72
Cichorium intybus	k 2 / t 2	79
Crataegus spec.	k 2 / t 2	85
Elymus repens (Alle Grasarten)	k 1–3 / t 1–3	94
Equisetum arvense	k 2 / t 2	95
Fragaria vesca (Fol.)	k 1 / t 2	99
Hamamelis virginiana	k / t	109
Hepatica triloba	k 1 / t 3	112
Hyoscyamus niger	k 3 / t 1	114
Lycopodium clavatum	k / t	130
Lycopus europaeus	k / t	131
Mandragora autumnalis	k / t	133
Matricaria chamomilla (Langinfus)	k 1 / t 3	136
Olea europaea (Fol., unreife und eingelegte Früchte)	k 2 / t 2	145
Oxalis acetosella	k 2 / t 1	147
Papaver rhoeas	k 3 / ?	148
Plantago major / lanceolata	k 2 / t 2	156
Polygonum aviculare	k 2 / t 2	158
Populus nigra	k 1 / neutral	159
Potentilla tormentilla	neutral / t 3	161
Rosa spec.	k 1 / t 1	170
Rubus idaeus (Fol.)	k 2 / t 2	174
Rumex acetosa	k 2 / t 2	175
Salix spec.	k 2 / t 2	178
Sanguisorba officinalis	k 2 / t 2	181
Scolopendrium vulgare	k2 / t 2	186
Sedum acre	k 3 / t 1	189
Spiraea ulmaria	k / t	194
Taraxacum officinale	k 2 / t 2	199
Vaccinium myrtillus	k 2 / t 2	213
Vitis vinifera (Fol.)	k 2 / t 2	223

Zuordnung der Heilpflanzen zu pathologischen humoralen Zuständen

In den folgenden Tabellen werden Heilpflanzen aufgelistet, die sich zur Basisbehandlung pathologischer Zustände der Kardinalsäfte bewährt haben.
Nicht bei allen Pflanzen ist eine klare Zuordnung in desem Sinne möglich. Daher sind auch nicht alle im vorherigen Teil des Buches beschriebenen Pflanzen hier erwähnt.
Die Auswahl erhebt auch keinen Anspruch auf Vollständigkeit, sondern kann (und soll) dem individuellen Fall entsprechend modifiziert und erweitert werden.

Wichtige Heilpflanzen zur Verbesserung der Blutqualität

(Förderung bzw. Regulation des Sanguis-Prinzips)

Pflanze	Besonderheiten	Seite
Achillea millefolium	Gefäßtonikum bei plethorischen Zuständen (bes. venöser Schenkel).	33
Alchemilla vulgaris	Besonderer Bezug zum Nieren-Funktionskreis (Urogenitalsystem).	39
Angelica archangelica	Vervollkommnet die Sanguis-Bildung durch Anregung der Coctio und Pneuma-Aktivität.	45
Arnica montana	Stark tonisierende Wirkung auf das Gefässystem (bes. arterieller Schenkel).	48
Capsella bursa pastoris	Dämpft das überschießende Sanguis-Prinzip.	69
Mandragora officinarum	Reguliert das überschießende Sanguis-Prinzip bei hyperkinetischen Zuständen des Gefäßystems.	133
Rosmarinus officinalis	Vollendet Sanguis-Bildung durch verbesserte Kochung von Cruditäten.	172
Urtica dioica / urens	Wichtiges Konstitutionsmittel bei anämischen Zuständen.	210
Verbena officinalis	Fördert das Sanguis-Prinzip. Roborans.	217

Wichtige Heilpflanzen bei Phlegma-induzierten Krankheiten

Pflanze	Wirkungsansatz in Kurzform	Seite
Agnus castus	Lymphatische Hyperplasie, Skrofulose, Ausscheidungskatarrhe.	36
Angelica archangelica	Fördert Coctio. Verflüssigt zähen rohen Schleim. Reguliert Pneuma-Funktionen.	45
Artemisia abrotanum	Skrofulose, bes. des Darms. Stagnation von rohem Phlegma. Ausscheidungskatarrhe.	50
Calamus aromaticus	Fördert Coctio, Schleimstockungen, leitet Schärfen aus.	67
Calendula officinalis	Rohe Feuchtigkeit in Magen, Brust und Haut. Skrofulose, Anregung der Wundheilung.	68
Centaurium umbellatum	Kalter Magen, Leber, Milz mit Schleimverstopfung.	76
Clematis recta	Skrofulose, bes. des Urogenitaltraktes.	82
Euphrasia officinalis	Skrofulose der Augen und der Kopfschleimhäute, Ausscheidungskatarrhe.	96
Foeniculum vulgare	Schleimverstopfung der Bauchorgane und der Lunge.	98
Galium verum	Gelbgallig überhitztes Phlegma. Skrofulose, bes. der Haut.	103
Grindelia robusta	Zäher, roher Schleim, auch mit schwarzgalligen Schärfen.	107
Imperatoria ostruthium	Kalte Erkrankungen der Bauchorgane, fördert Coctio massiv. Rekonvaleszenz.	119
Juglans regia	Kaltes, rohes, verunreinigtes Phlegma. Lymphatische Hyper- und Hypoplasie. Skrofulose, Ausscheidungskatarrhe und -dermatosen.	121

Pflanze	Wirkungsansatz in Kurzform	Seite
Lamium album	Grober Schleim, phlegmatische Schärfen. Flüsse der Genitalien und Blase.	124
Lavandula officinalis	Kalte Krankheiten des Kopfes und der Nerven.	125
Pelargonium reniforme / sidoides	Krankheiten durch rohes, verunreinigtes Phlegma. Skrofulose, bes. der Atemwege. Ausscheidungskatarrhe.	149
Primula veris	Krankheiten durch kalten, rohen Schleim. Bes. Atemwege und Kopf.	162
Ruta graveolens	Krankheiten durch rohes Phlegma: der Augen, des Kopfes, der Blutgefäße.	176
Salvia officinalis	Trocknet übermäßige Feuchtigkeit. Schleimhautpflegemittel.	178
Sarsaparilla	Krankheiten durch kaltes, rohes Phlegma: Haut, Gelenke und Harnwege.	184
Scolopendrium vulgare	Unnatürliches Phlegma mit Verunreinigungen durch Gelb- und Schwarzgalle. Leitet über Leber und Milz aus.	186
Scrophularia nodosa	Kalter, zäher Schleim mit Schärfen. Skrofulose (alle Formen). Lymphatische Hyper- und Hypoplasie Ausscheidungskatarrhe.	187
Teucrium scorodonium	Krankheiten durch kaltes Phlegma: Atemwege, Darm, Leber, Milz, Nieren.	201
Thuja occidentalis	Krankheiten durch kalten, verunreinigten Schleim: Skrofulose. Ausscheidungskatarrhe.	202
Thymus serpyllum und Thymus vulgaris	Krankheiten durch kalten Schleim mit Flüssen: Kopf, Atemwege, Verdauungsorgane.	204/ 205
Viola tricoloris	Ausscheidungskatarrhe und -dermatosen durch grobes Phlegma. Skrofulöse Hautkrankheiten.	220

Wichtige Heilpflanzen bei Cholera-induzierten Krankheiten

Pflanze	Wirkungsansatz in Kurzform	Seite
Agrimonia eupatorium	Kühlt und leitet übermäßig heiße Cholera aus.	38
Asa foetida	Hyperkinetische Syndrome durch zu hitzige Galle, bes. im Bauchraum. Retroperistaltik, Globussysndrom. Hysterische Zustände.	53
Asperula odorata	Hitzebedingte Leberkrankheiten. Leitet Gelbgalle aus.	55
Berberis vulgaris	Kühlt cholerische Hitze und leitet sie aus. Kristallose. Harnsaure Diathese.	61
Chelidonium majus	Leitet Cholera durch Galle und Darm aus.	78
Fragaria vesca	Mäßigt die Gelbgalle. Flüsse durch gelbgallige Schärfen.	99
Fumaria officinalis	Leitet Gelb- und Schwarzgalle aus. Verhindert die Neubildung pathologischer Säfte (s. a. unter Melancholera).	100
Galium verum und Galium aparine	Leitet Gelbgalle und gelbgallig verunreinigtes Phlegma aus.	103
Hepatica triloba	Dämpft und leitet Cholera über das Leber-Gallesystem aus.	112
Hyoscyamus niger	Hyperkinetische Syndrome, Erregungszustände durch überhitzte Cholera.	114
Liquiritia officinalis	Befeuchtet und lindert bei hitzigen, trockenen Krankheiten, bes. der Schleimhäute.	129
Lycopodium clavatum	Dämpft das cholerische Prinzip. Gelbgallig verunreinigtes Phlegma.	130

Pflanze	Wirkungsansatz in Kurzform	Seite
Oxalis acetosella	Kühlt und leitet Cholera aus. Hyperkinetisches Herzsyndrom.	147
Plantago major und Plantago lanceolata	Hitzige Krankheiten mit Flüssen.	156/157
Potentilla anserina	Dämpft übermäßige Hitze des Blutes und der Gelbgalle. Spasmophilie.	160
Rumex acetosa	Kühlt und leitet überhitze Gelbgalle aus. Hyperkinetische Leber-Gallekrankheiten.	175
Salix spec.	Dämpft gelbgallige Hitze. Arthritis. Harnsaure Diathese.	178
Spiraea ulmaria	Dämpft gelbgallige Hitze. Harnsaure Diathese.	194
Taraxacum officinale	Kühlt und leitet überhitzte Gelbgalle aus. Hyperkinetische Leber-Galle-Syndrome.	198
Tussilago farfara	Dämpft gelbgallige Hitze und befeuchtet, bes. bei Krankheiten der Atemwege.	209
Vaccinium myrtillus	Hitzige Bauchkrankheiten mit Flüssen.	213
Viola odorata	Dämpft gelbgallige Hitze und lindert deren Schärfe.	219

Wichtige Heilpflanzen bei Melancholera-induzierten Krankheiten

Pflanze	Wirkungsansatz in Kurzform	Seite
Artemisia absinthium	Erwärmt und eröffnet den kalten Magen, Leber und Milz. Leitet melancholische Säfteverunreinigungen über die Milz aus.	51
Beta vulgaris var. cruenta	Wichtiges Diätetikum bei cholerischen und melancholischen Zuständen.	61
Borago officinalis	Reinigt das Blut von Cholera und Melancholera. Befeuchtet ausgetrocknete Gewebe.	63
Ceanothus americanus	Fördert die Ausscheidung der Schwarzgalle über die Milz.	76
Fumaria officinalis	Eine der wenigen Pflanzen, die sowohl cholerische als auch melancholische Säfteverunreinigungen ausleitet. Verhindert die Neubildung pathologischer Säfte.	100
Grindelia robusta	Vorwiegend Phlegma-Pflanze, regt aber auch die Abscheidung schwarzgalliger Säfte über die Milz an. Pathogenetische Kombination Milz/Atemwege.	107
Marsdenia condurango	Erwärmt und tonisiert den kalten Magen, fördert Ausscheidung der Schwarzgalle, bes. bei alten Menschen.	134
Melissa officinalis	Reinigt das Blut von Melancholera, leitet schwarzgallige Phlegmaverunreinigungen aus. Macht fröhlich.	138
Scolopendrium vulgare	Wichtiges Milzmittel: Fördert Abscheidung und Ausleitung melancholischer Säfte. Plethorische Zustände in den Oberbauchorganen	186

Alle in dieser Rubrik aufgeführten Pflanzen wirken über eine Anregung der **Milzfunktionen**, die das physiologische Abscheidungsorgan für die Melancholera darstellt.

Pflanzenregister

Nach deutschen Namen

Deutscher Name	Lateinischer Name	Seite
Adonisröschen	Adonis vernalis	34
Alant	Helenium (= Inula helenium)	111
Aloe-Arten	Aloe succotrina/barbadensis/capensis	42
Alraune	Mandragora officinarum/autumnalis	133
Andorn, Gemeiner	Marrubium vulgare	134
Angelika	Angelica archangelica	45
Anis	Pimpinella anisum	154
Arnika, Bergwohlverleih	Arnica montana	48
Artischocke	Cynara scolymus	88
Augentrost	Euphrasia officinalis	96
Baldrian	Valeriana officinalis	214
Bärentraube	Arctostaphylos uva – ursi	47
Bärlapp	Lycopodium clavatum	130
Beifuß	Artemisia vulgaris	52
Beinwell, Wallwurz	Symphytum officinale	195
Benediktendistel	Cnicus benedictus (= Carduus benedictus)	83
Berberitze, Sauerdorn	Berberis vulgaris	61
Besenginster	Sarothamnus scoparius (= Spartium scoparium)	183
Bibernelle, Große	Pimpinella major/saxifraga	155
Bilsenkraut, Schwarzes	Hyoscyamus niger	114
Birke	Betula alba	62
Bischofskraut, Zahnstocherammei	Ammi visnaga	44
Blutwurz	Potentilla tormentilla	161
Bockshornklee	Trigonella foenum-graecum	207
Borretsch	Borago officinalis	63
Braunwurz, Knotige	Scrophularia nodosa	187
Breitwegerich	Plantago major	157
Brennessel	Urtica dioica/urens	210
Brunnenkresse	Nasturtium officinalis/aquaticum	143

Deutscher Name	Lateinischer Name	Seite
Condurango	Marsdenia condurango	134
Dost, Wilder	Origanum vulgare	146
Eberraute	Artemisia abrotanum	50
Eberwurz, Karlsdistel	Carlina acaulis	72
Efeu	Hedera helix	110
Ehrenpreis	Veronica officinalis	218
Eibisch	Althaea officinalis	43
Eiche	Quercus robur	166
Eisenkraut	Verbena officinalis	217
Enzian, gelber	Gentiana lutea	104
Erdrauch	Fumaria officinalis	100
Esskastanie	Castanea sativa (= Castanea vesca)	75
Färberröte	Rubia tinctorum	173
Faulbaum	Rhamnus frangula	168
Feldstiefmütterchen	Viola tricoloris	220
Fenchel	Foeniculum vulgare	98
Fieberklee	Menyanthes trifoliata (= Trifolium fibrinum)	141
Fingerhut	Digitalis purpurea/lanata	89
Flohsamen	Plantago psyllium/afra	158
Frauenmantel	Alchemilla vulgaris	39
Gamander, Edel-	Teucrium chamaedrys	202
	(= Teucrium officinale)	202
Gamander, Katzen-	Teucrium marum (= Marum verum)	
Gamander, Salbei–	Teucrium scorodonium	201
Gänseblümchen	Bellis perennis	60
Gänsefingerkraut	Potentilla anserina	160
Gartenbohne	Phaseolus vulgaris	152
Gelbwurz	Curcuma longa (= domestica)	87
Geranienart, Südafrikanische; Umckaloabo	Pelargonium reniforme/sidoides	149
Giersch, Geißfuss	Aegopodium podagraria	34
Goldrute	Solidago virgaurea	192
Gottesgnadenkraut	Gratiola officinalis	106
Grindelia	Grindelia robusta	107
Guajakholz	Guajakum officinalis	108
Gundermann	Glechoma hederacea	105

Deutscher Name	Lateinischer Name	Seite
Hafer	Avena sativa	58
Hauhechel, Dorniger	Ononis spinosa	146
Heckenrose, Hundsrose	Rosa canina	170
Heidekraut	Erica vulgaris (= Calluna vulgaris)	96
Heidelbeere	Vaccinium myrtillus	213
Herzgespann	Leonurus cardiaca	126
Himbeere	Rubus idaeus	174
Hirschzunge, Gemeine	Scolopendrium vulgare	186
Hirtentäschelkraut	Capsella bursa pastoris	69
Hohlzahn, ockergelber	Galeopsis segetum/ochroleuka	102
Holunder, Schwarzer	Sambucus nigra	180
Hopfen	Humulus lupulus	113
Huflattich	Tussilago farfara	209
Ingwer	Zingiber officinale	225
Johanniskraut	Hypericum perforatum	115
Kalmus	Calamus aromaticus (= Acorus calamus)	67
Kamille	Matricaria chamomilla	136
Kapuzinerkresse	Tropaeolum majus	208
Kardamom	Elettaria cardamomum	93
Kiefern	Pinien-Arten (Piniaceae)	153
Klatschmohn	Papaver rhoeas	148
Klette	Arctium lappa	46
Knoblauch	Allium sativum	41
Koloquinte	Citrullus colocynthis	81
Königskerze	Verbascum densiflorum (= Verbascum thapsiforme)	216
Kreuzkraut, Gemeines	Senecio vulgaris	190
Kuhschelle	Pulsatilla pratensis	164
Kümmel	Carum carvi	73
Kürbis	Cucurbita pepo	86
Labkraut, Echtes	Galium verum	103
Labkraut, Kletten–	Galium aparine	103
Lavendel	Lavandula officinalis	125
Leberblümchen	Hepatica triloba (= Anemone hepatica)	112
Lein	Linum usitatissimum	128

Deutscher Name	Lateinischer Name	Seite
Leinkraut	Linaria vulgaris	127
Liebstöckel	Levisticum officinale	126
Linde	Tilia cordata / platyphyllos	206
Löwenzahn	Taraxacum officinale	199
Lungenkraut	Pulmonaria officinalis	163
Mädesüß	Spiraea ulmaria (= Filipendula ulmaria)	194
Maiglöckchen	Convallaria majalis	83
Malve	Malva sylvestris	132
Mariendistel	Carduus marianus (= Sylibum marianum)	70
Mauerpfeffer, Scharfer	Sedum acre	189
Mäusedorn	Ruscus aculeatus	175
Meerzwiebel	Scilla maritima	185
Meisterwurz	Imperatoria ostruthium (= Peucedanum ostruthium)	119
Melisse	Melissa officinalis	138
Mistel	Viscum album	221
Mönchspfeffer, Keuschlamm	Agnus castus (= Vitex agnus castus)	36
Nachtschatten, Bittersüßer	Solanum dulcamara = Dulcamara	191
Nelke	Syzygium aromaticum (= Caryophyllus aromaticus)	196
Nieswurz, Weiße	Veratrum album	215
Odermenning	Agrimonia eupatorium	38
Ölbaum	Olea europaea	145
Oleander	Nerium oleander/odoratum	144
Pappel	Populus nigra/tremulus	159
Pestwurz	Petasites officinalis/hybridus	150
Petersilie	Petroselinum crispum	151
Pfefferminze	Mentha piperita (und andere Mentha-Arten)	140
Pfingstrose	Paeonia officinalis	148
Quecke	Elymus repens (= Triticum repens, = Agropyrum repens)	94
Rainfarn	Tanacetum vulgare (= Crysanthemum vulgare)	198
Rhabarber	Rheum palmatum	168

Deutscher Name	Lateinischer Name	Seite
Ringelblume	Calendula officinalis	68
Rizinus, Wunderbaum	Ricinus communis	169
Rose	Rosa gallica, -damascena, -centifolia u. a. Arten	170
Rosmarin	Rosmarinus officinalis	172
Rosskastanie	Aesculus hippocastanum	35
Rote Beete	Beta vulgaris	61
Säckelblume	Ceanothus americanus	76
Salbei, Garten–	Salvia officinalis	178
Sandsegge	Carex arenaria	72
Sanikel	Sanicula europaea	181
Sarsaparille	Sarsaparilla = Smilax utilis	184
Sauerampfer	Rumex acetosa	175
Sauerklee	Oxalis acetosella	147
Schachtelhalm	Equisetum arvense	95
Schafgarbe	Achillea millefolium	33
Schlüsselblume, Frühlings–	Primula veris	162
Schöllkraut	Chelidonium majus	78
Schwalbenwurz	Vincetoxicum officinale (= Vincetoxicum hirundinaria)	219
Schwarze Nieswurz	Helleborus niger	111
Seidelbast	Daphne mezereum	89
Seifenkraut	Saponaria officinalis	182
Senf	Sinapis alba	191
Senna–Arten	Cassia species	74
Sonnenhut	Echinacea purpurea/angustifolia/pallida	92
Sonnentau	Drosera rotundifolia	90
Spargel	Asparagus officinalis	54
Spitzwegerich	Plantago lanceolata	156
Steinbrech, Knöllchen–	Saxifraga granulata	185
Steinklee	Melilotus officinalis	137
Stinkasant	Asa foetida	53
Süßholz	Liquiritia officinalis (= Glycyrhiza glabra)	129
Taubnessel, Weiße	Lamium album	124
Tausendgüldenkraut	Centaurium umbellatum	76
Thuja, Lebensbaum	Thuja occidentalis	202
Thymian, Echter	Thymus vulgaris	205
Tollkirsche	Atropa belladonna	56

Deutscher Name	Lateinischer Name	Seite
Veilchen, Wohlriechendes	Viola odorata	219
Vogelknöterich	Polygonum aviculare	158
Wacholder	Juniperus communis	122
Waldbeere	Fragaria vesca	99
Waldmeister	Asperula odorata (=Galium odorata)	55
Waldrebe, Aufrechte	Clematis recta	82
Walnussbaum	Juglans regia	121
Wegwarte	Cichorium intybus	79
Weidenarten	Salix spec. (S. alba, S. fragilis, S. pentandra, S. purpurea, S. nigra u. a.)	178
Weinraute, Gartenraute	Ruta graveolens	176
Weinstock, Weinrebe	Vitis vinifera	223
Weißdorn	Crataegus oxyacantha/monogyna	85
Taubnessel, Weiße	Lamium album	124
Tausendgüldenkraut	Centaurium umbellatum	76
Thuja, Lebensbaum	Thuja occidentalis	202
Thymian, Echter	Thymus vulgaris	205
Weißkohl	Brassica oleracea	65
Wermuth	Artemisia absinthium	51
Wiesenknopf, Großer	Sanguisorba officinalis	181
Wilder Thymian, Quendel	Thymus serpyllum	204
Wolfstrapp	Lycopus europaeus	131
Ysop	Hyssopus officinalis	117
Zaubernuss, Virginische	Hamamelis virginiana	109
Zaunrübe	Bryonia alba	65
Zimt	Cinnamomum ceylanicum/chinensis	80
Zwiebel	Allium cepa	40

Nach lateinischen Namen

Lateinischen Name	Deutscher Name	Seite
Achillea millefolium	Schafgarbe	33
Adonis vernalis	Adonisröschen	34
Aegopodium podagraria	Giersch, Geißfuss	34
Aesculus hippocastanum	Rosskastanie	35
Agnus castus (= Vitex agnus castus)	Mönchspfeffer, Keuschlamm	36
Agrimonia eupatorium	Odermenning	38
Alchemilla vulgaris	Frauenmantel	39
Allium cepa	Zwiebel	40
Allium sativum	Knoblauch	41
Aloe succotrina / barbadensis / capensis	Aloe-Arten	42
Althaea officinalis	Eibisch	43
Ammi visnaga	Bischofskraut, Zahnstocherammei	44
Angelica archangelica	Angelika	45
Arctium lappa	Klette	46
Arctostaphylos uva-ursi	Bärentraube	47
Arnica montana	Arnika, Bergwohlverleih	48
Artemisia abrotanum	Eberraute	50
Artemisia absinthium	Wermuth	51
Artemisia vulgaris	Beifuß	52
Asa foetida	Stinkasant	53
Asparagus officinalis	Spargel	54
Asperula odorata (= Galium odorata)	Waldmeister	55
Atropa belladonna	Tollkirsche	56
Avena sativa	Hafer	58
Bellis perennis	Gänseblümchen	60
Berberis vulgaris	Berberitze, Sauerdorn	61
Beta vulgaris	Rote Beete	61
Betula alba	Birke	62
Borago officinalis	Borretsch	63
Brassica oleracea	Weißkohl	65
Bryonia alba	Zaunrübe	65
Calamus aromaticus (= Acorus calamus)	Kalmus	67
Calendula officinalis	Ringelblume	68

Lateinischen Name	Deutscher Name	Seite
Capsella bursa pastoris	Hirtentäschelkraut	69
Carduus marianus (= Sylibum marianum)	Mariendistel	70
Carex arenaria	Sandsegge	72
Carlina acaulis	Eberwurz, Karlsdistel	72
Carum carvi	Kümmel	73
Cassia species	Senna–Arten	74
Castanea sativa (= Castanea vesca)	Esskastanie	75
Ceanothus americanus	Säckelblume	76
Centaurium umbellatum	Tausendgüldenkraut	76
Chelidonium majus	Schöllkraut	78
Cichorium intybus	Wegwarte	79
Cinnamomum ceylanicum / chinensis	Zimt	80
Citrullus colocynthis	Koloquinte	81
Clematis recta	Waldrebe, Aufrechte	82
Cnicus benedictus (= Carduus benedictus)	Benediktendistel	83
Convallaria majalis	Maiglöckchen	83
Crataegus oxyacantha / monogyna	Weißdorn	85
Cucurbita pepo	Kürbis	86
Curcuma longa = domestica)	Gelbwurz	87
Cynara scolymus	Artischocke	88
Daphne mezereum	Seidelbast	89
Digitalis purpurea / lanata	Fingerhut	89
Drosera rotundifolia	Sonnentau	90
Echinacea purpurea / angustifolia / pallida	Sonnenhut	92
Elettaria cardamomum	Kardamom	93
Elymus repens (= Triticum repens, = Agropyrum repens)	Quecke	94
Equisetum arvense	Schachtelhalm	95
Erica vulgaris (= Calluna vulgaris)	Heidekraut	96
Euphrasia officinalis	Augentrost	96
Foeniculum vulgare	Fenchel	98
Fragaria vesca	Walderdbeere	99
Fumaria officinalis	Erdrauch	100

Lateinischen Name	Deutscher Name	Seite
Galeopsis segetum / ochroleuka	Hohlzahn, ockergelber	102
Galium aparine	Labkraut, Kletten–	103
Galium verum	Labkraut, Echtes	103
Gentiana lutea	Enzian, gelber	104
Glechoma hederacea	Gundermann	105
Gratiola officinalis	Gottesgnadenkraut	106
Grindelia robusta	Grindeia	107
Guajakum officinalis	Guajakholz	108
Hamamelis virginiana	Zaubernuss, Virginische	109
Hedera helix	Efeu	110
Helenium (= Inula helenium)	Alant	111
Helleborus niger	Schwarze Nieswurz	111
Hepatica triloba (= Anemone hepatica)	Leberblümchen	112
Humulus lupulus	Hopfen	113
Hyoscyamus niger	Bilsenkraut, Schwarzes	114
Hypericum perforatum	Johanniskraut	115
Hyssopus officinalis	Ysop	117
Imperatoria ostruthium (= Peucedanum ostruthium)	Meisterwurz	119
Juglans regia	Walnussbaum	121
Juniperus communis	Wacholder	122
Lamium album	Taubnessel, Weiße	124
Lavandula officinalis	Lavendel	125
Leonurus cardiaca	Herzgespann	126
Levisticum officinale	Liebstöckel	126
Linaria vulgaris	Leinkraut	127
Linum usitatissimum	Lein	128
Liquiritia officinalis (= Glycyrhiza glabra)	Süßholz	129
Lycopodium clavatum	Bärlapp	130
Lycopus europaeus	Wolfstrapp	131
Malva sylvestris	Malve	132
Mandragora officinarum / autumnalis	Alraune	133
Marrubium vulgare	Andorn, Gemeiner	134

Lateinischen Name	Deutscher Name	Seite
Marsdenia condurango	Condurango	134
Matricaria chamomilla	Kamille	136
Melilotus officinalis	Steinklee	137
Melissa officinalis	Melisse	138
Mentha piperita (und andere Mentha – Arten)	Pfefferminze	140
Menyanthes trifoliata (= Trifolium fibrinum)	Fieberklee	141
Nasturtium officinalis / aquaticum	Brunnenkresse	143
Nerium oleander / odoratum	Oleander	144
Olea europaea	Ölbaum	145
Ononis spinosa	Hauhechel, Dorniger	146
Origanum vulgare	Dost, Wilder	146
Oxalis acetosella	Sauerklee	147
Paeonia officinalis	Pfingstrose	148
Papaver rhoeas	Klatschmohn	148
Pelargonium reniforme / sidoides	Geranienart, Südafrikanische; Umckaloabo	149
Petasites officinalis / hybridus	Pestwurz	150
Petroselinum crispum	Petersilie	151
Phaseolus vulgaris	Gartenbohne	152
Pinien-Arten (Piniaceae)	Kiefern	153
Pimpinella anisum	Anis	154
Pimpinella major / saxifraga	Bibernelle, Große	155
Plantago lanceolata	Spitzwegerich	156
Plantago major	Breitwegerich	157
Plantago psyllium / afra	Flohsamen	158
Polygonum aviculare	Vogelknöterich	158
Populus nigra / tremulus	Pappel	159
Potentilla anserina	Gänsefingerkraut	160
Potentilla tormentilla	Blutwurz	161
Primula veris	Schlüsselblume, Frühlings-	162
Pulmonaria officinalis	Lungenkraut	163
Pulsatilla pratensis	Kuhschelle	164
Quercus robur	Eiche	166
Rhamnus frangula	Faulbaum	168
Rheum palmatum	Rhabarber	168

Lateinischen Name	Lateinischer Name	Seite
Ricinus communis	Rizinus, Wunderbaum	169
Rosa canina	Heckenrose, Hundsrose	170
Rosa gallica, – damascena, – centifolia u. a. Arten	Rose	170
Rosmarinus officinalis	Rosmarin	172
Rubia tinctorum	Färberröte	173
Rubus idaeus	Himbeere	174
Rumex acetosa	Sauerampfer	175
Ruscus aculeatus	Mäusedorn	175
Ruta graveolens	Weinraute, Gartenraute	176
Salix spec. (S. alba, S. fragilis, S. pentandra, S. purpurea, S. nigra u. a.)	Weidenarten	178
Salvia officinalis	Salbei, Garten-	178
Sambucus nigra	Holunder, Schwarzer	180
Sanguisorba officinalis	Wiesenknopf, Großer	181
Sanicula europaea	Sanikel	181
Saponaria officinalis	Seifenkraut	182
Sarothamnus scoparius (= Spartium scoparium)	Besenginster	183
Sarsaparilla = Smilax utilis	Sarsaparille	184
Saxifraga granulata	Steinbrech, Knöllchen-	185
Scilla maritima	Meerzwiebel	185
Scolopendrium vulgare	Hirschzunge, Gemeine	186
Scrophularia nodosa	Braunwurz, Knotige	187
Sedum acre	Mauerpfeffer, Scharfer	189
Senecio vulgaris	Kreuzkraut, Gemeines	190
Sinapis alba	Senf	191
Solanum dulcamara = Dulcamara	Nachtschatten, Bittersüßer	191
Solidago virgaurea	Goldrute	192
Spiraea ulmaria (= Filipendula ulmaria)	Mädesüß	194
Symphytum officinale	Beinwell, Wallwurz	195
Syzygium aromaticum (= Caryophyllus aromaticus)	Nelke	196
Tanacetum vulgare (= Crysanthemum vulgare)	Rainfarn	198
Taraxacum officinale	Löwenzahn	199
Teucrium scorodonium	Gamander, Salbei-	201

Lateinischen Name	Lateinischer Name	Seite
Teucrium chamaedrys (= Teucrium officinale)	Gamander, Edel-	202
Teucrium marum (= Marum verum)	Gamander, Katzen-	202
Thuja occidentalis	Thuja, Lebensbaum	202
Thymus serpyllum	Wilder Thymian, Quendel	204
Thymus vulgaris	Thymian, Echter	205
Tilia cordata / platyphyllos	Linde	206
Trigonella foenum-graecum	Bockshornklee	207
Tropaeolum majus	Kapuzinerkresse	208
Tussilago farfara	Huflattich	209
Urtica dioica / urens	Brennessel	210
Vaccinium myrtillus	Heidelbeere	213
Valeriana officinalis	Baldrian	214
Veratrum album	Nieswurz, Weiße	215
Verbascum densiflorum (= Verbascum thapsiforme)	Königskerze	216
Verbena officinalis	Eisenkraut	217
Veronica officinalis	Ehrenpreis	218
Vincetoxicum officinale (= Vincetoxicum hirundinaria)	Schwalbenwurz	219
Viola odorata	Veilchen, Wohlriechendes	219
Viola tricoloris	Feldstiefmütterchen	220
Viscum album	Mistel	221
Vitis vinifera	Weinstock, Weinrebe	223
Zingiber officinale	Ingwer	225

Verwendete Literatur und Informationsquellen

Brendler, Grünwald, Jänike: Heilpflanzen.(CD-ROM), medpharm scientific publishers, Stuttgart 1999

Brooke, Elisabeth: Von Salbei, Klee und Löwenzahn. Bauer Verlag, Freiburg 1992

Broy, Joachim: Die Konstitution. 2. Aufl., Klaus Foitzick Verlag 1992

Culpeper, Nicholas: Culpeper's Complete Herbal. Wordsworth Reference, Ware, Herfortshire SG 12 9ET 1995

Dioscorides: Kreutterbuch 1610. Reprint, Reprint-Verlag Konrad Kölbl KG, München 1964

Elsholtz, Johann Sigismund: Diaeteticon. 1682. Reprint, Verlag Dr. Richter 1984

Gessner/Orzechowski: Gift- und Arzneipflanzen im Mitteleuropa. Carl Winter Universitätsverlag, Heidelberg1974

Hufeland, Christoph Wilhelm: Lehrbuch der allgemeinen Heilkunde. Haug Verlag, München 1993

Karl, Josef: Neue Therapiekonzepte für die Praxis der Neaturheilkunde. Pflaum Verlag, München 1995

Künzle, Johann: Das große Kräuterheilbuch. Verlag Otto Walter, Olten 1945

Lonicerus, Adamus: Kräuterbuch 1679. Reprint, Reprint-Verlag Konrad Kölbl KG, München 1979

Müller, Ingo Wilhelm: Humoralmedizin. Haug Verlag, München 1993

Pabst, G.: Köhlers Atlas der Medizinalpflanzen. Reprint (1887), Weltbild Verlag, Augsburg 1997

Pahlow, M.: Das grosse Buch der Heilpflanzen. Gräfe und Unzer Verlag, München 1993

Tabernaemontanus, Jacobus Theodorus: Neu vollkommen Kräuter-Buch. Reprint (1731), Reprint-Verlag Konrad Kölbl KG, München 1993

Qualität im Zeichen des großen N

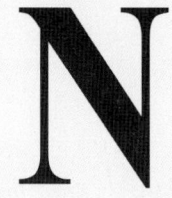

Online-Informationen der Zeitschrift Naturheilpraxis mit Inhaltsverzeichnis, ausgewählten Beiträgen und Zusammenfassungen.
➔ http://www.Naturheilpraxis.de

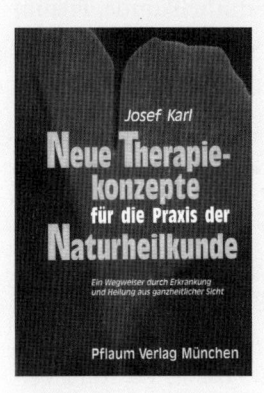

Josef Karl
Neue Therapiekonzepte für die Praxis der Naturheilkunde
Ein Wegweiser durch Erkrankung und Heilung aus ganzheitlicher Sicht
432 S. mit 128 Abb., kartoniert,
ISBN 3-7905-0685-0
Die ausführlichen phytotherapeutischen Rezepte und Anwendungshinweise, die im Mittelpunkt des Buches stehen, ergänzt der Autor durch Therapievorschläge aus anderen naturheilkundlichen Therapierichtungen.

Gerhard Risch
Homöopathik
Die Heilmethode Hahnemanns
3. Aufl., 352 S., kartoniert,
ISBN 3-7905-0787-3
Die klassische Homöopathie kompetent und überzeugend dargestellt.

Günther Lindemann
Augendiagnostik Lehrbuch
Befunderhebung aus dem Auge
4., überarb. Aufl., 207 S. mit 176 Abb., 3 Tabellen und 30 farbigen Irisbildern, gebunden,
ISBN 3-7905-0744-X

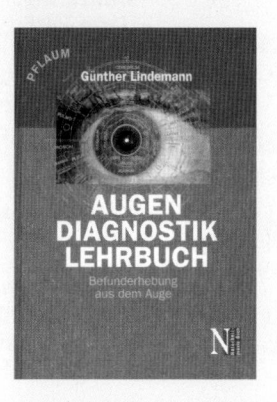

„Dichtgedrängt, aber sehr übersichtlich und lesefreundlich werden dem Leser die vielen präzisen Fakten präsentiert. Für den Irisdiagnostiker, der die Anfänge bereits hinter sich hat, bietet das Buch sehr viel. Hier kann man seine Kenntnisse enorm vertiefen. Nutzt man diese Erfahrungen fleißig in der Praxis, kommt man der 'Meisterschaft' schon ein gewaltiges Stück näher."
(Handbuch für Heilpraktiker)

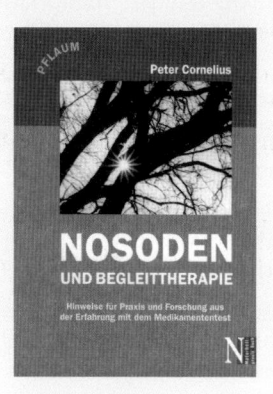

Peter Cornelius
Nosoden und Begleittherapie
Hinweise für Praxis und Forschung aus der Erfahrung mit dem Medikamententest
3., völlig neu bearbeitete und erweiterte Aufl., 202 S. mit Abb., kartoniert,
ISBN 3-7905-0789-X
Die 3. Auflage enthält auch umfangreiche neue Erkenntnisse zur homöopathischen Behandlung von Allergien und Schadstoffbelastungen. Ein Schlüsselwerk für die Zukunft der Naturheilkunde und ein unentbehrliches Arbeitsbuch für alle, die sich mit der EAV befassen wollen.

Wir schicken Ihnen gerne unseren ausführlichen Prospekt!

Richard Pflaum Verlag GmbH & Co. KG
Lazarettstr. 4, 80636 München
Tel. 089/12607-233, Fax 089/12607-200
http://www.pflaum.de/, email: buchverlag@pflaum.de

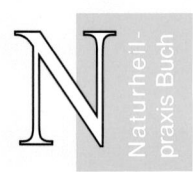

Naturheilpraxis Buch